Niedriger Blutdruck

Einkaufen im Internet:
www.weltbild.de

MR Dr. Karl F. Maier ist Facharzt für innere Medizin, Arzt für Ernährungsmedizin und Kurarzt im südsteirischen Bad Gleichenberg. Er gibt praktische Ratschläge, wie man auch ohne Medikamente den niedrigen Blutdruck in den Griff bekommt.

Genehmigte Lizenzausgabe für Verlagsgruppe Weltbild GmbH, Steinerne Furt, 86167 Augsburg

Umschlaggestaltung: Atelier Seidel, Teising
Umschlagmotiv: Mauritius Images, Mittenwald (© mauritius images / Pierre Bourrier)
Gesamtherstellung: Offizin Andersen Nexö Leipzig GmbH, Zwenkau
Printed in the EU
ISBN 978-3-8289-5304-8

2010 2009
Die letzte Jahreszahl gibt die aktuelle Lizenzausgabe an.

Internist MR Dr. Karl F. Maier

Niedriger Blutdruck

Lebensstil • Vererbung • Medikamente,
Naturheilkunde • Kneipp

Weltbild

Inhalt

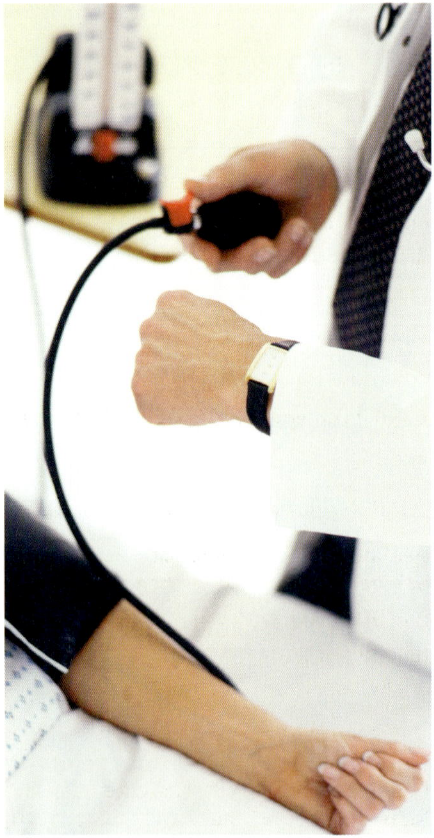

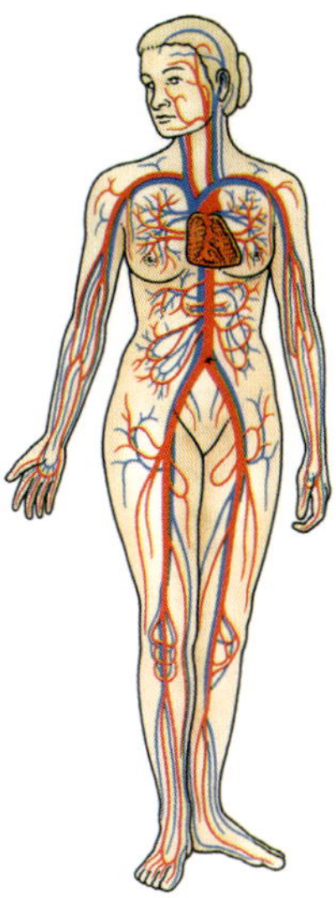

Was ist niedriger Blutdruck?

Für jedes Lebewesen, für die gesamte Biologie gelten Regeln und Regelkreise. Zur sinnvollen Anwendung kommen Durchschnitts- und Erfahrungswerte. Dies betrifft auch die Messwerte für den Menschen.
Einer der am häufigsten gemessenen „Werte“ sind die Blutdruckwerte. Wir kennen heute und nach internationaler Übereinkunft sehr genau den Grenzbereich des Blutdruckes nach oben. Es gilt als gesichert, dass ständige Blutdruckwerte über 135/85 gefährlich sind und zu verhängnisvollen Krankheiten wie Arterienverkalkung, Schlaganfall und Herzversagen führen.
Eine so klare Abgrenzung „nach unten“ gibt es nicht. Nicht wenige Menschen fühlen sich bei Blutdruckwerten von 100/60 völlig beschwerdefrei und leistungsfähig.

Klagen Menschen mit niedrigen Blutdruckwerten über krankhafte Symptome, spricht man von „Hypotonie“, das heißt, der Zustand des niedrigen Blutdruckes bekommt einen Krankheitswert. Gemeint ist in diesem Zusammenhang immer der Blutdruck in den Schlagadern oder „Arterien“.
Ist dieser niedrige Blutdruck in den Arterien fast immer nachweisbar und sind Symptome vorhanden, nennt dies der Arzt „chronische arterielle Hypotonie“, also dauernd vorhandener Unterblutdruck.

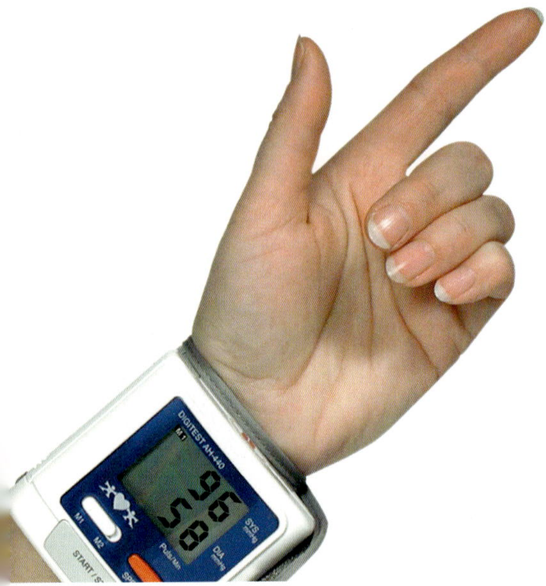

Ein chronischer Unterdruck liegt dann vor, wenn der 1. Blutdruckwert in Ruhe unter 110 bei Männern und unter 100 bei Frauen liegt. Der 2. Blutdruckwert beträgt in diesem Fall bei Männern unter 70 und bei Frauen unter 60.

Eine andere Einteilung berücksichtigt nicht das Geschlecht, sondern das Alter. Niedriger Blutdruck bedeutet einen 1. Blutdruckwert von 100 bei unter 40-Jährigen und einen 1. Blutdruckwert von 105 bei über 40-Jährigen.

Besteht der Unterblutdruck dauernd, macht aber keine Symptome, handelt es sich um eine Spielart der Natur, der Biologie.
Der Unterblutdruck hat dann keinen Krankheitswert, wird nicht weiter untersucht und nicht behandelt.

Sind dagegen Symptome vorhanden, bekommt der Unterblutdruck einen Krankheitswert, wird weiter untersucht (siehe Ursachen) und gegebenenfalls auch behandelt.

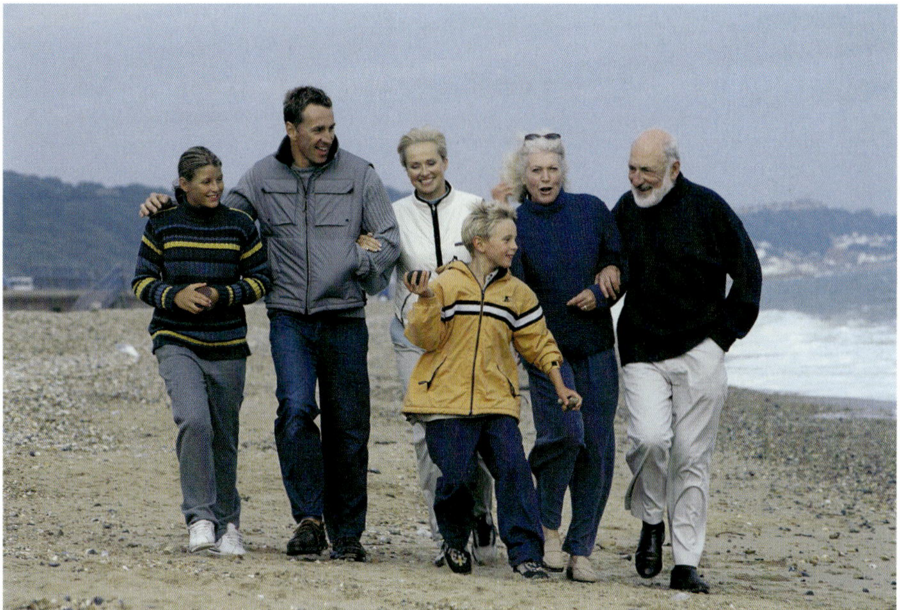

Niedriger Blutdruck betrifft Jung und Alt gleichermaßen.

Was ist Unterblutdruck?

1. Blutdruckwert bei Männern unter 110

1. Blutdruckwert bei Frauen unter 100

oder

1. Blutdruckwert bei unter 40-Jährigen um 100

1. Blutdruckwert bei über 40-Jährigen um 105

Eine Variante des niedrigen Blutdruckes ist das sogenannte „Orthostase-Syndrom“. Der Kreislauf ist in diesem Fall nicht in der Lage, Blutdruck und das vom Herzen ausgepumpte Blut nach Lageänderung vom Liegen zum Stehen im Regelbereich zu halten. Die dabei auftretenden Symptome sind auf eine Minderdurchblutung des Gehirns zurückzuführen. Diese krankhafte Orthostasereaktion ist meistens ein Teil des Unterblutdruckes, kann aber auch unabhängig davon auftreten.

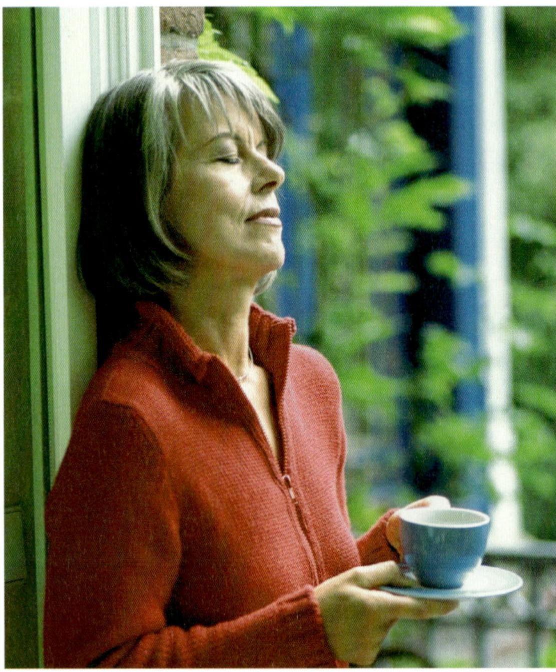

Viele Menschen mit niedrigem Blutdruck klagen über Müdigkeit.

Ursachen des niedrigen Blutdruckes

Herzleiden

Herzschwäche

Herzinfarkt

Verengung der Hauptschlagadernklappe (Aortenklappe)

Verengung der linken Herzklappe

Herzfehler

Zustand nach verengender Herzbeutelentzündung

Herzmuskelentzündung

Herzrhythmusstörungen

Gefäßleiden

Ausgeprägte Venenschwäche, Krampfadern

Gefäßerweiterung bei Schock

Verengung oder Verschluss der Schlüsselbeinschlagader

Aussackung der Hauptschlagader (Aortenaneurysma)

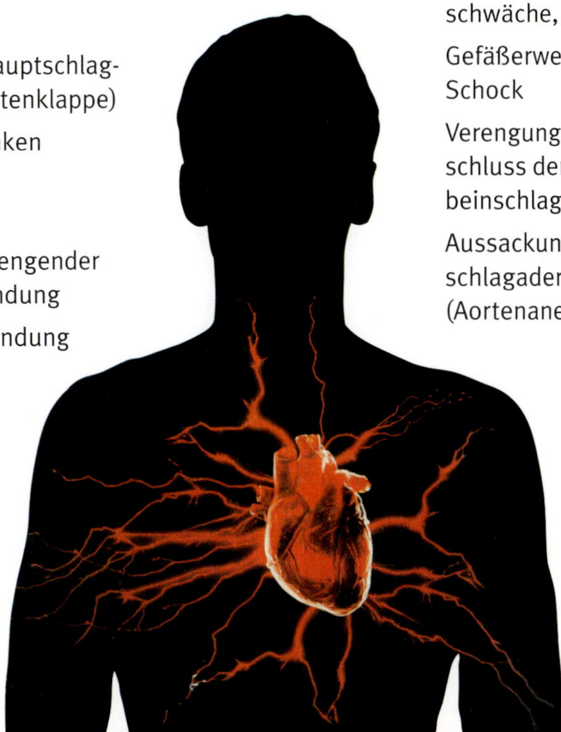

Herzleiden beeinflussen den Blutdruck.

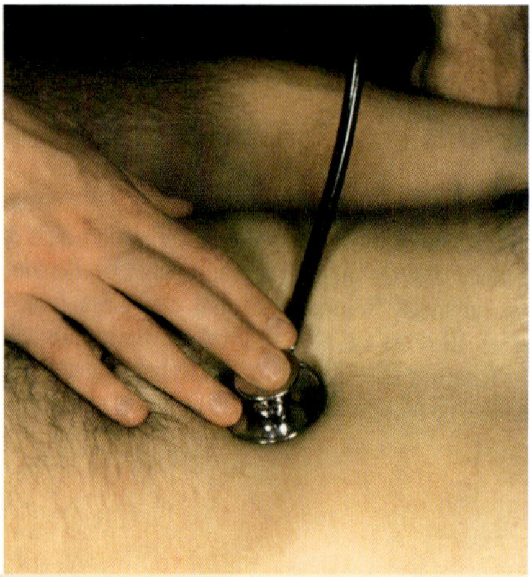

Abhören des Bauches bei Verdacht auf Aussackung der Bauchaorta (Aneurysma).

Mangel an Blutvolumen

Blutverlust

Austrocknung

Starkes Schwitzen

Erbrechen

Durchfall

Verbrennung, Verbrühung

Bauchwassersucht

Behandlung mit wassertreibenden Mitteln

Allergischer Schock

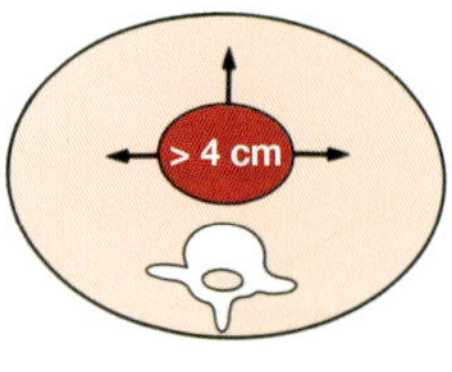

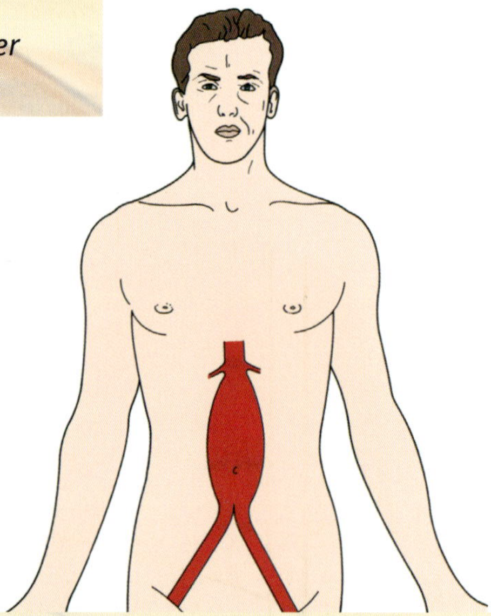

Als krankhaft gilt eine Erweiterung der Hauptschlagader (Aorta) über 4 cm.

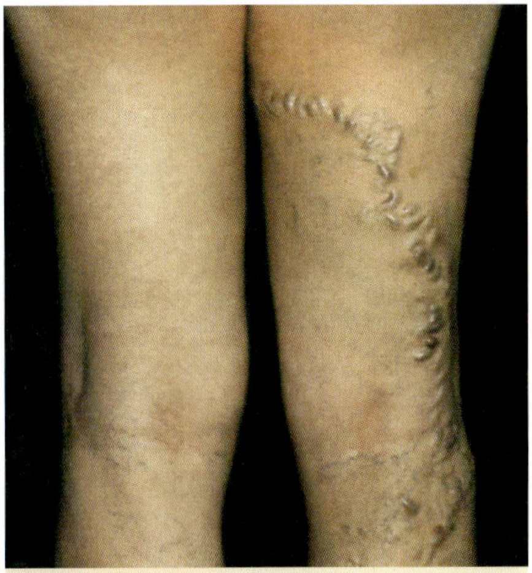

Venenerkrankungen begünstigen niedrigen Blutdruck.

Hormonkrankheiten

Schwäche der Hirnanhangsdrüse

Schwäche der Nebenniere

Unterfunktion der Schilddrüse

Zuckerkrankheit

Bartter-Syndrom

Überfunktion der Nebenschilddrüse

Nervenleiden

Erkrankung von Nervenscheiden (Polyneuropathie)

Syphilis-Befall des Rückenmarks

Parkinson'sche Krankheit

Multiple Sklerose

Hirn- und Hirnhautentzündung

Medikamentennebenwirkungen

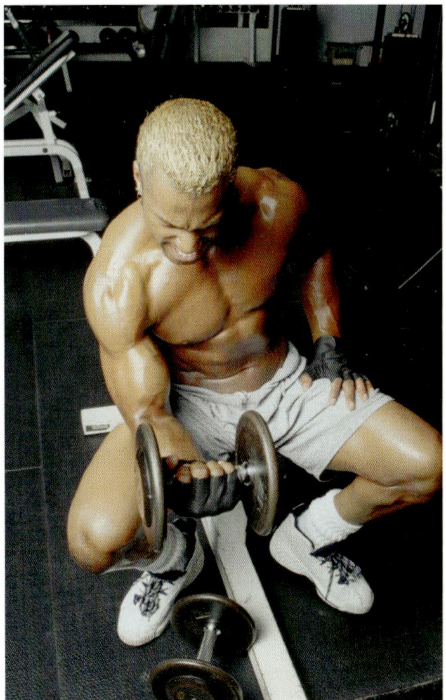

Hoher Flüssigkeitsverlust durch Sport senkt den Blutdruck.

Nebenwirkungen von Medikamenten

Blutdrucksenker

Wassertreibende Mittel

Abführmittel

Gefäßerweiternde Mittel

Nitroglyzerin

Mittel gegen Epilepsie

Mittel gegen Parkinson'sche Krankheit

Beruhigungsmittel

Antidepressiva

Mittel gegen bestimmte Gemütskrankheiten (Neuroleptika)

Antimalariamittel

Mittel der Chemotherapie gegen Tumoren

Alkohol

Haschisch

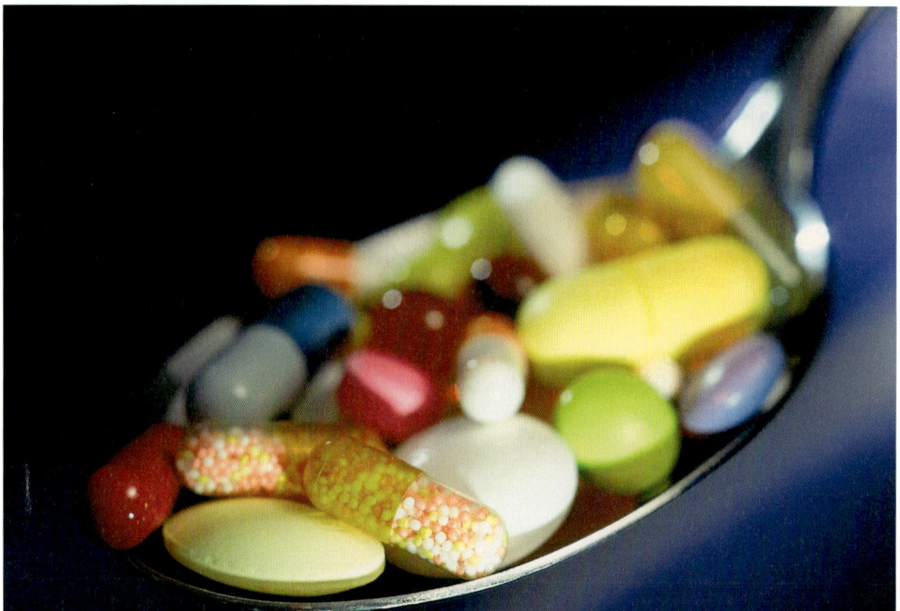

Manche Medikamente verursachen niedrigen Blutdruck.

Wie häufig ist Unterblutdruck?

In der Bevölkerung leiden 2 – 4% an den Folgen eines niedrigen Blutdruckes. Während Studenten zu 51% davon betroffen sind, klagen 25 % der Bewohner von Altenheimen über „Unterdruck“. In der Arztpraxis findet man Symptomträger des niedrigen Blutdruckes in 10 – 20% der Fälle. Spitalspatienten gleichen mit 2 – 4% dem Prozentsatz der Gesamtbevölkerung.

Es ist nicht klar, ob Frauen häufiger von Unterblutdruck geplagt werden, von Expertenseite wird diese mögliche Annahme zunehmend bezweifelt.

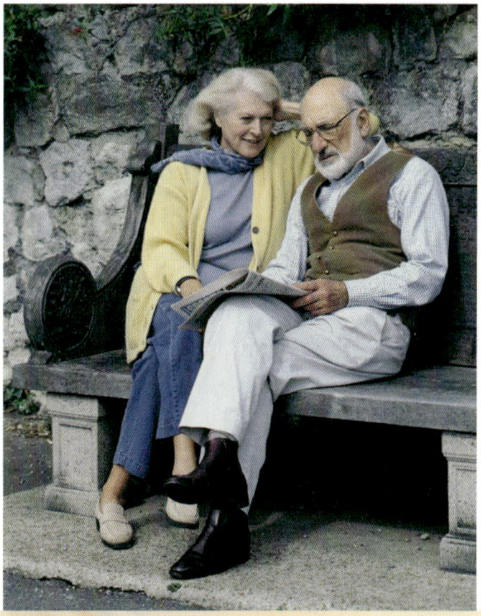

25 % der älteren Menschen leiden unter niedrigem Blutdruck.

Die normale Blutdruckregulation

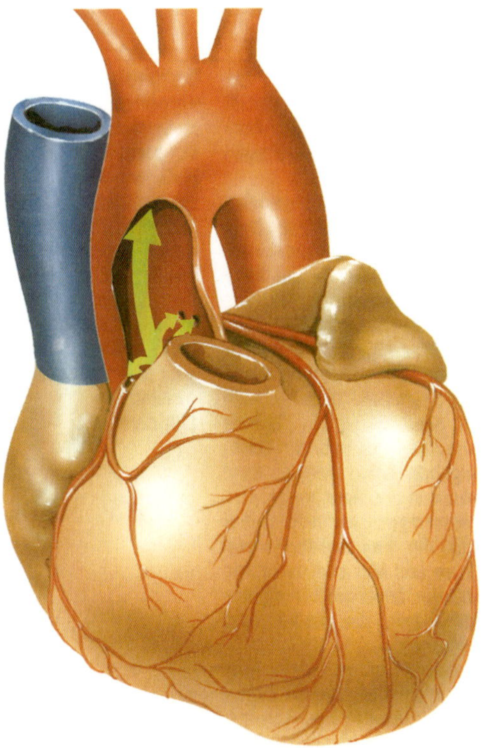

Ein „regelrechter" Blutdruck kommt nur zustande, wenn alle Regelglieder optimal funktionieren.

Für die regelrechte Funktion der Organe entscheidend ist die Durchströmung der Organe mit Blut.

Voraussetzung für die erfolgreiche Durchströmung ist ein Druckunterschied zwischen Blut heranführender Schlagader (Arterie) und Blut abtransportierender Blutader (Vene). Dieser Druckunterschied wird im Wesentlichen durch den Mitteldruck in den Schlagadern bestimmt.

Um diese Regelgröße „Mitteldruck" aufrechtzuerhalten, müssen bestimmte Regelglieder normal funktionieren und untereinander harmonieren. Der Mitteldruck kommt also nur zustande, wenn „alles passt".

Die Regelglieder des Blutdruckes

- Die Pumpfunktion des Herzens
- Die Fähigkeit der kleinen und kleinsten Schlagadern, sich zusammenziehen zu können

- Die Fähigkeit der Blutadern (Venen), eine bestimmte Menge Blut aufnehmen zu können
- Die Nierenfunktion, welche die Blutmenge kontrolliert
- Die Funktion des Herzvorhofes mit der Kontrolle der Natriumausscheidung

Diese Regelglieder werden wiederum durch das innere Nervensystem kontrolliert.
Mit dem „inneren“ oder „autonomen“ Nervensystem sind jene Nervenstränge und Nervenzellknoten in unserem Körper gemeint, die ohne unser Zutun, ohne unseren Willen funktionieren und „herrschen“ – Tag und Nacht ein Leben lang.

Die Regelglieder des inneren Nervensystems

- Die Druckfühler im Körper, genannt „Barorezeptoren“
- Die mit den Druckfühlern in Verbindung stehenden Nervenfasern des Zungenschlundnervs und des „Vagus“-Nervs, beide dienen der „Information“ der Druckfühler
- Das Regelzentrum im Hirnstamm und im Zentrum für die „Gefäßmotoren“ (= Gefäßmuskeln)
- Die vom Gehirn und Rückenmark an die Organe „meldenden“ Nervenfasern: der Vagusnerv zum Herzen, bestimmte Fasern vom Hirnzentrum (Thalamus) zum Rückenmark, der „Sympathikus“ als Gegenspieler des Vagus vom Rückenmark zu den Gefäßen, zum Nebennierenmark und zu bestimmten Apparaten der Niere

Der Rückstrom des verbrauchten Blutes in den Blutadern beruht im Liegen auf dem Druckunterschied zwischen den

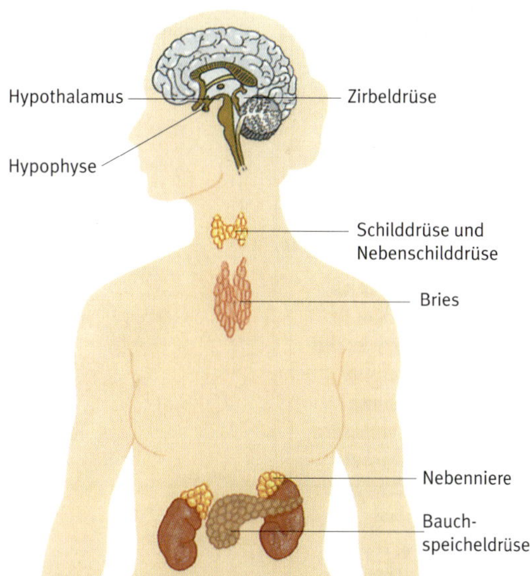

Alle Hormondrüsen spielen eine große Rolle in der Regulation des Blutdruckes.

Venen und dem rechten Vorhof. Dieser Unterschied macht etwa 15 mmHg aus. Unterstützend wirken die Bewegungen des Herzens und die Sogwirkung von Zwerchfell und Brustkorb bei der Atmung.

Richten wir uns beim Übergang vom Liegen zum Stehen auf, kommt es durch den Einfluss der Schwerkraft zu einer Blutvermehrung in den Venen, weil sich die Venenwand stark ausweiten und dehnen lässt. Durch die Verminderung der Rückflussmenge aus den Venen fällt der Blutdruck im Herzvorhof.

Als Folge davon sinkt die vom Herzen geförderte Blutmenge um 20 %. Dies ist der Grund dafür, dass sogar beim Gesunden unmittelbar nach dem Lagewechsel eine Abnahme des Mitteldruckes um 10 – 12 % zu verzeichnen ist.

Blitzartig laufen nun die Gegenmaßnahmen des inneren Nervensystems an: Das Herz arbeitet mehr, die Schlagadern verengen sich, die Venenwand wird gekräftigt und der Organismus bemüht sich, die Blutmenge innerhalb des Gefäßsystems zu halten und nicht an die Organe abzugeben.

Dies alles gelingt innerhalb von 10 Sekunden nach dem Lagewechsel mit stets gleichbleibenden Folgen: Der 2. oder „diastolische“ Blutdruckwert steigt um 10 % und der 1. oder „systolische“ Blutdruckwert sinkt um 5 %. Im Gesamten bedeutet dies einen in etwa wiederhergestellten Mitteldruck. Die Pulszahl pro Minute steigt um 20 bis 25 %.

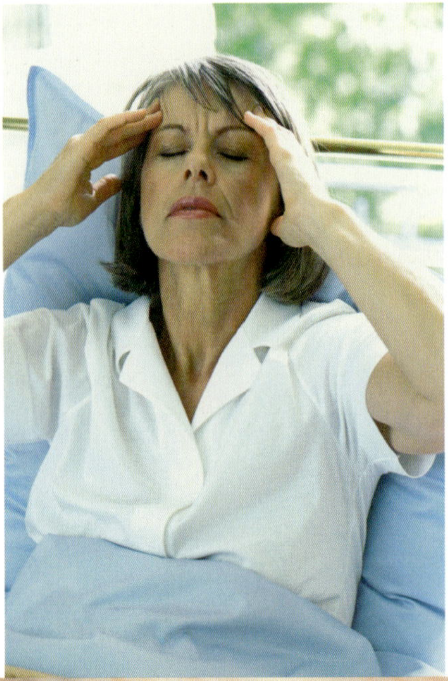

Beim Aufrichten vom Liegen zum Stehen tritt bei Menschen mit niedrigem Blutdruck häufig Schwindel auf.

Die krankhafte Blutdruckregulation

Der chronische Unterblutdruck und – stärker noch – die krankhafte Orthostase beruhen auf einer Fehlfunktion oder überhaupt auf einem Ausfall von einem oder mehreren Reglern des Blutdruckes.

Nach Lagewechsel hat dies eine weit größere Abnahme der vom Herzen geförderten Blutmenge zur Folge. Das Defizit kann 40 % oder auch mehr ausmachen.

Mit einer krankhaften Orthostase ist bei folgenden (krankhaften) Umständen zu rechnen, die einzeln für sich oder in Kombination wirksam werden können:

- Fehlerhafte Funktion des druckaufbauenden Systems: Herz und/oder Schlagadern
- Fehlerhafte Funktion des die Blutmenge regulierenden Systems: Niere, natriumausscheidendes System, Venen
- Fehlerhafte Funktion des inneren Informationssystems: Druckfühler, von und zu Gehirn und Rückenmark laufende Nervenfasern, gehirnferne Nervenfühler

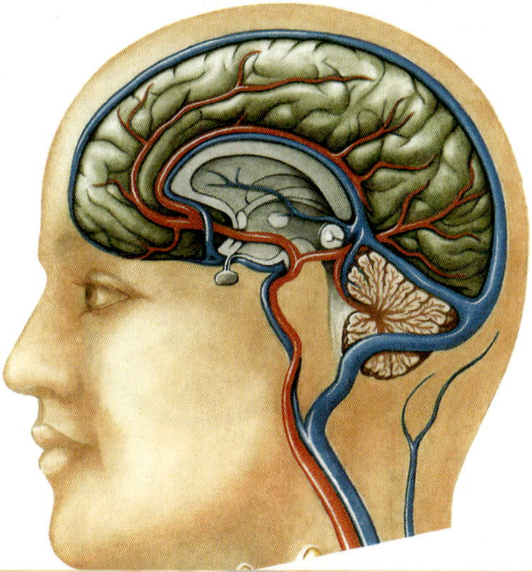

Wenn das innere Informationssystem nicht regelrecht funktioniert, führt das zu einer krankhaften Orthostase.

Die Symptome des niedrigen Blutdruckes

Es gibt keine typischen Beschwerden des niedrigen Blutdruckes. Die von den Patienten geschilderten Beschwerden sind vielfältig, geradezu „bunt“. Häufig jedoch werden Beschwerden beim raschen Aufstehen genannt. Klar ist: Nicht der niedrige Blutdruck an sich oder der Blutdruckabfall selbst nach dem Aufstehen sind verantwortlich für die Beschwerden, sondern vielmehr die Unfähigkeit, den Blutdruck an die veränderten Bedingungen anzupassen.

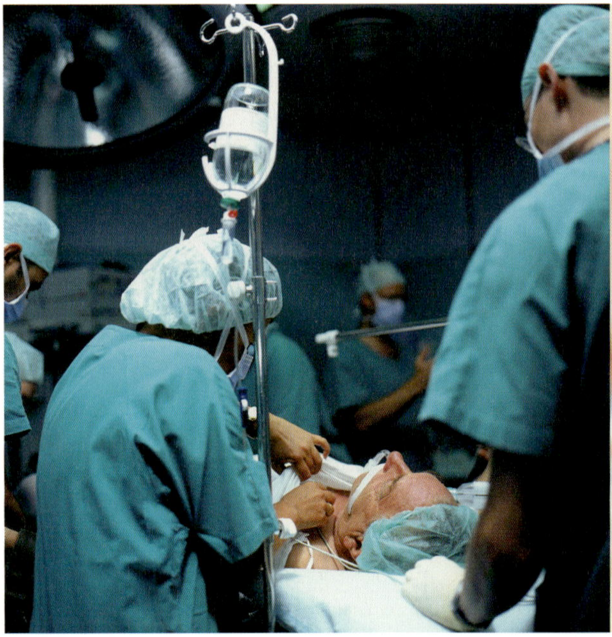

Vorsicht Stehberufler: Ohnmachtsanfälle drohen!

Hinweisend auf eine krankhafte Orthostase sind:

- Lageabhängiges und wiederkehrendes Schwindelgefühl
- Schwarzwerden vor den Augen
- Kurz dauernde Ohnmachten bei längerem Stehen

Verstärkt wird dies bei warmer, feuchter Witterung.

Eine Beobachtung, die immer zu machen ist: Beschwerden, die mit der Orthostase zusammenhängen, verschwinden nach dem Hinlegen rasch und folgenlos. Ein Trost: Menschen, die durch Orthostase zusammenfallen, „kollabieren“, sollten dies als Schutzreflex des Körpers ansehen. Der Organismus möchte die lebenswichtigen Organe beim Zusammenbrechen der Kreislaufregulation vor Schäden durch Minderdurchblutung schützen. Dem Körper ist es also lieber, dass dessen Träger zusammenfällt, als dass dessen Organe einen nicht wiedergutzumachenden Schaden erleiden.

Interessant ist eine stets gleich bleibende Beobachtung: Zwischen der absoluten Tiefe des Blutdruckes und

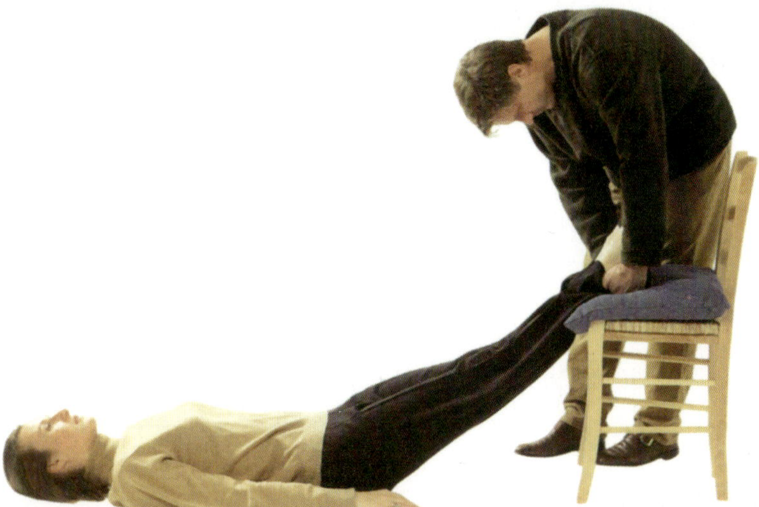

Als Maßnahme bei Kollaps durch niedrigen Blutdruck immer gut: Beine hochlagern!

Symptome des niedrigen Blutdruckes

Was der Patient fühlt

- ➜ Müdigkeit, Schwäche
- ➜ Konzentrationsmängel
- ➜ Kopfschmerzen
- ➜ Schwindel
- ➜ Gedächtnisstörungen

Was der Arzt feststellt

- ➜ Gesichtsblässe
- ➜ Beschleunigte, vertiefte Atmung
- ➜ Neigung zum Umfallen
- ➜ Schweißausbrüche
- ➜ Beschleunigter Herzschlag mit Herzstolpern

der Art und Stärke der Symptome besteht kein Zusammenhang. Ein sehr tiefer Blutdruck kann einerseits ohne jegliche Beschwerden ertragen werden, während Menschen mit sonst normalem Blutdruck mit heftigen Beschwerden einer krankhaften Orthostase reagieren können.

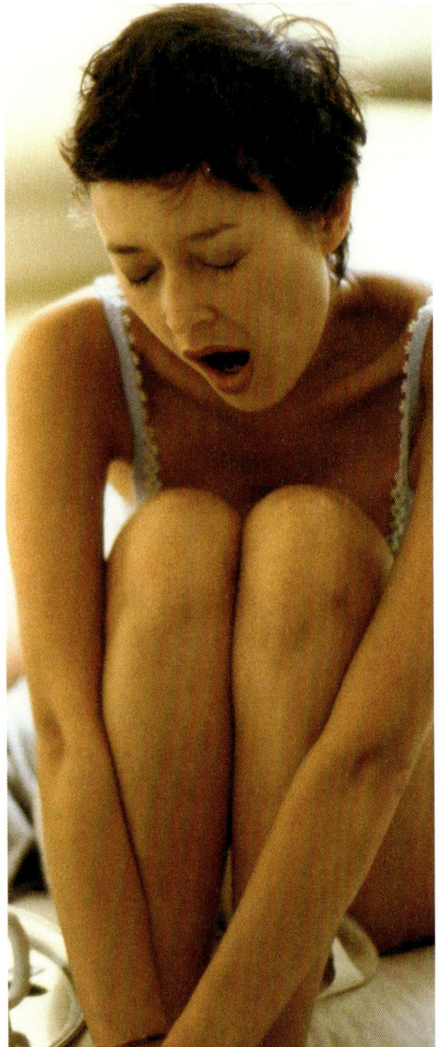

Müdigkeit ist ein häufiges Symptom.

Die Diagnose des niedrigen Blutdruckes

Jeder Arzt, der Patienten wegen Beschwerden durch niedrigen Blutdruck untersucht, „findet nicht viel“. Es werden zwar niedrige Blutdruckwerte gemessen, sonst aber ist der körperliche Untersuchungsbefund normal. Auch die Laborwerte sind normal. Ob die zu Hause oder in der Praxis gemessenen Werte ein wahrheitsgetreuer „Blutdruckspiegel“ sind oder nicht, sollte unbedingt durch eine Langzeitmessung über 24 oder 48 Stunden beglaubigt werden.

Die Messabstände betragen dabei tagsüber 5 Minuten oder maximal eine halbe Stunde und nachts eine halbe bis eine Stunde. Möglich ist auch die Blutdruckmessung über die Fingerspitzen, was man „Fingerpletysmographie“ nennt.

Immer wichtig sind Blutdruckmessungen an beiden Armen zu verschiedenen Zeiten.

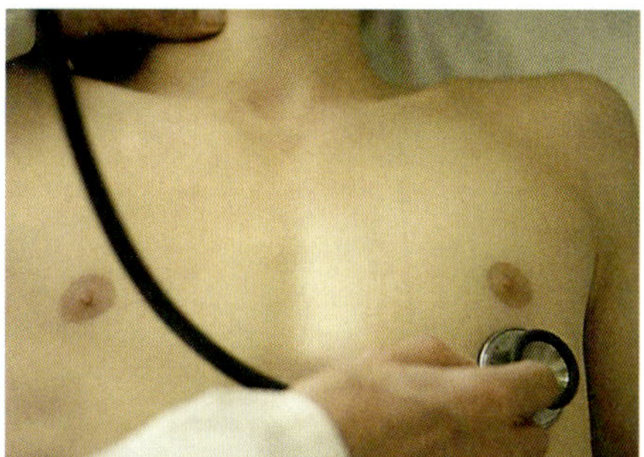

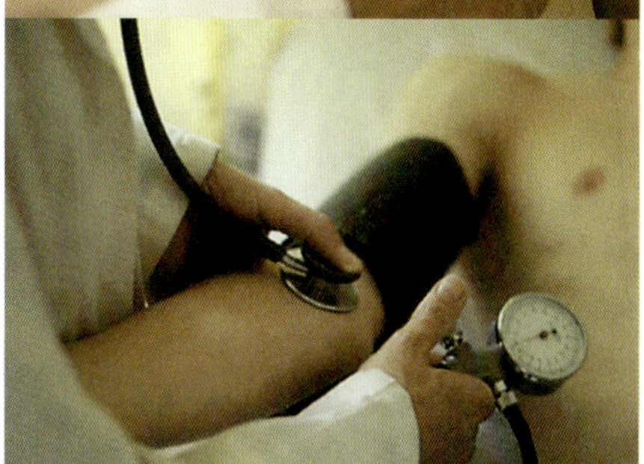

Die Messung des Blutdruckes, Abhören des Herzens und das Pulsfühlen gehören zu den ersten Maßnahmen bei Verdacht auf Beschwerden durch niedrigen Blutdruck.

Zur Diagnose „chronischer Unterblutdruck" kommt der Arzt, wenn mehrere Bedingungen erfüllt sind:

- ➜ Beschwerden
- ➜ Sehr niedrige Blutdruckwerte
- ➜ Krankhafter Orthostasetest
- ➜ Ausschluss einer ursächlichen Krankheit (z. B. Hormonleiden)

Es gibt eine Reihe von Testverfahren, die nach ihren Erfindern bezeichnet werden, exakter zu gestalten sind die Untersuchungsbedingungen mit dem sogenannten Kipptisch. Allen Verfahren gemeinsam ist, dass mit einer ausreichend großen Störgröße die Kreislaufregulation belastet wird und daraufhin die wichtigsten Kreislaufwerte gemessen werden. Vorrangig sind dies die Herzschlagfolge sowie der 1. und der 2. Blutdruckwert.

Manche Patienten regen sich durch die Untersuchung und schon durch die bloße Anwesenheit des Arztes („White-coat-Syndrom") auf und es kann durch

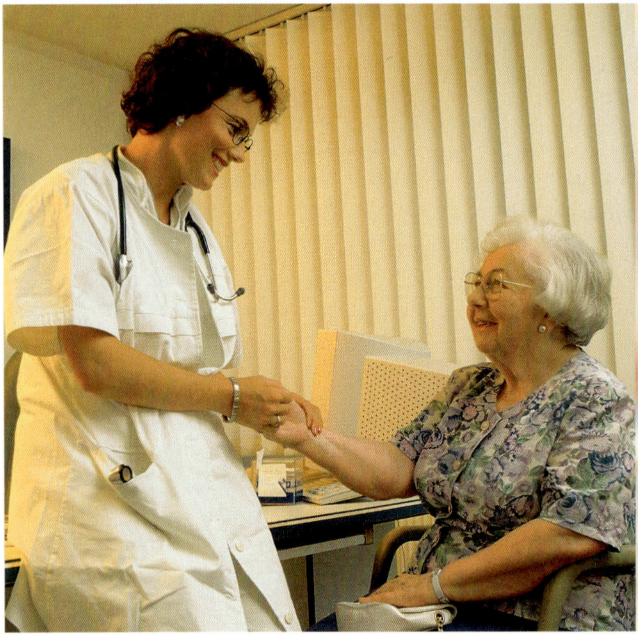

Oft genügt schon der Anblick des „weißen Mantels" und der Blutdruck steigt.

die eintretende Erregung zu einer Blutdrucksteigerung und somit zu einer Verfälschung der Untersuchungsergebnisse kommen. Um diese Verfälschung zu vermeiden und den Patienten zu beruhigen, wird dem eigentlichen und dann verwerteten Test oft eine „Probeserie" vorgeschaltet. Diese Vorserie beinhaltet etwa 2 Minuten Sitzen, 1 Minute Liegen, 5 Minuten Stehen. Blutdruckmessungen erfolgen nach einer Minute und nach drei und fünf Minuten Liegen.
Der niedrigste Blutdruckwert ist am ehesten als „echter" Blutdruckwert anzusehen.

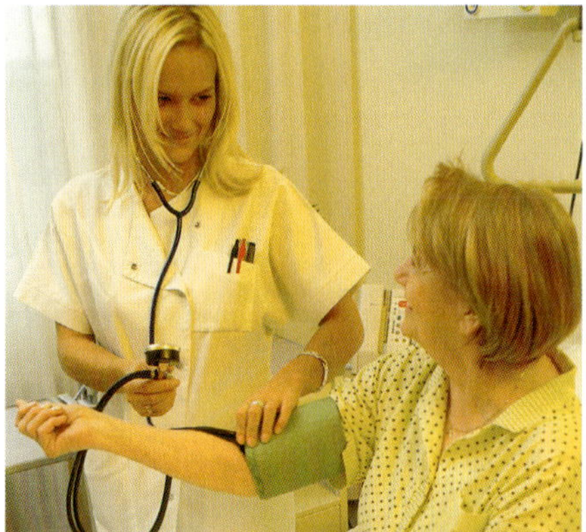

Schellong-Test: Die Blutdruckmessung erfolgt im Liegen, im Stehen und wieder im Liegen.

Schellong-Test

Zuerst wird der Pulsschlag gemessen. Daran schließen sich Blutdruckmessungen

- während der ersten Liegedauer von 3 – 5 Minuten,
- während der anschließenden Stehphase von 8 – 10 Minuten und
- dann in der erneuten Liegephase.

Gemessen wird in Minutenabständen und mit der Zeit verglichen. Die alleinige Ausnahme ist die erste Messung sofort nach dem Lagewechsel.

Thulesius-Test

Der Test wird genauso gehandhabt wie der Schellong-Test, es werden aber gleichzeitig mit dem EKG die Herzströme abgeleitet. Damit wird über den Herzschlag auch die Früherkennung einer beginnenden Orthostase möglich.
Mit der automatischen Blutdruckmessung in kürzesten Abständen kann diese Frühphase allerdings auch mit den Blutdruckwerten erkannt werden. Beim Thulesius-Test beträgt die anfängliche Liegephase 10 Minuten und die anschließende Stehphase 7 Minuten.

Bestimmung des Entspannungs-Blutdruckes nach Meesmann

Häufig werden Blutdruckwerte durch die Aufregung bei der ärztlichen Untersuchung verfälscht. Schon ein Anstieg des Blutdruckes um 10 – 20 mmHg gegenüber der Norm kann sich diagnostisch als irreführend erweisen.

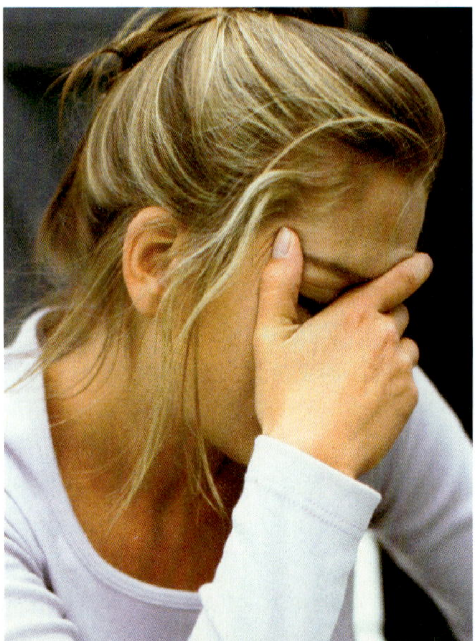

Schwindel beim Aufstehen = orthostatischer Unterdruck.

Untersuchungsgang: 2 Minuten sitzen, 1 Minute liegen, 5 Minuten stehen

Danach erfolgen Blutdruckmessungen nach 1-, 3- und 5-minütiger Liegephase.

Ergebnis: niedrigster Blutdruck = Entspannungsblutdruck. Der Entspannungsblutdruck stellt in der Regel den echten Blutdruckwert dar.

Kipptisch

Mit der Kipptisch-Methode lässt sich die Orthostase am stärksten provozieren. Dies deshalb, weil die Muskelpumpe in den Waden wegfällt. Diese Muskelpumpe ist ja ein den Blutrückstrom in den Venen stark unterstützender Faktor. Der Kipptisch als aufwendige Methode ist insgesamt eher wissenschaftlichen oder gutachterlichen Fragestellungen vorbehalten.

Wenn ein Patient berichtet, er habe beim Aufrichten vom Liegen zum Sitzen oder Stehen Schwindel, Sehstörungen, Ohrensausen empfunden, spricht man von einem „orthostatischen“ Unterdruck. Bei dieser Form kann es auch zu kurz dauernder Bewusstlosigkeit, zu einer „Synkope“, kommen. Im Übrigen gehen 6 % aller Arten von Bewusstlosigkeit auf das Konto dieser Form.

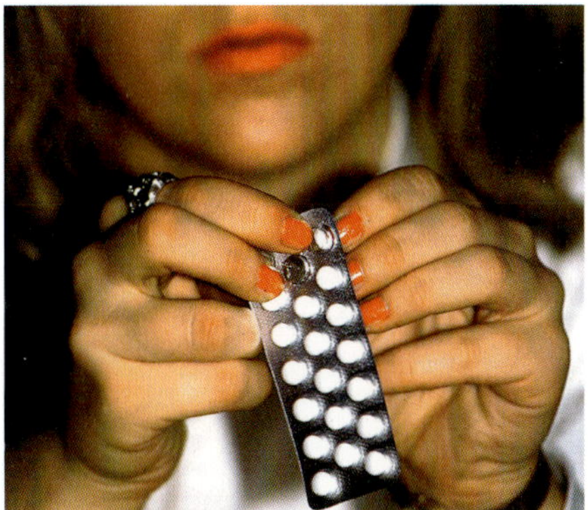

Bei krankhafter Orthostase müssen Medikamente eingenommen werden.

Mithilfe der drei Tests (Schellong, Thulesius, Kipptisch) lassen sich 4 Typen der Orthostase unterscheiden:

Typ I

Massive Blutansammlung in den Venen, „Pooling" genannt. Starke bis maximale Reizung des Sympathikusnervs, Ausschüttung großer Mengen Adrenalin in der Stehphase. Starker Anstieg der Herzschlagfolge und des 2. Blutdruckwertes. Gelegentlich Blutdruckabfall und Kollaps in der Stehphase. In der Behandlung bewähren sich am ehesten Mutterkornalkaloide und Hormone der Nebennierenrinde (Mineralokortikoide) sowie Betablocker.

Typ II

Dieser ist mit 80 – 85 % die häufigste krankhafte Orthostasereaktion. Verminderter Anstieg von Adrenalin in der Stehphase. Ansteigen der Herzschlagfolge, Abnahme des 1. Blutdruckwertes. Behandlung: Mutterkornalkaloide, bei mangelnder Wirksamkeit zusätzlich Hormone der Nebennierenrinde. Als Alternative kommen den Sympathikusnerv anregende Mittel infrage.

Typ III

Bei diesem Typ versagen alle Mechanismen, die zur Gegenregulation nötig wären. Es besteht eine Funktionsstörung im Bereich der Druckfühler oder im Informationssystem des inneren Nervensystem. Im Stehen ist kein messbarer Adrenalinanstieg zu beobachten, auch die Herzschlagfolge ändert sich nicht. Blutdruckabfall bis zum Kollaps. Behandlung: Mutterkornalkaloide, Hormone der Nebennierenrinde, eventuell den Sympathikus anregende Mittel.

Typ IV

Typisch für Typ IV ist Ohnmacht bei langem Stehen. Verantwortlich dafür ist eine zu große Blutansammlung in den Venen. Kennzeichen sind niedrige Herzschlagfolge und Blutdruckabfall. Behandlung: wie Typ III.

Die Grunduntersuchung bei der Fragestellung „Unterblutdruck" umfasst neben dem EKG auch eine Belastungsprüfung, die „Ergometrie". Sie erfolgt am Fahrrad oder Laufband unter standardisierten Bedingungen.

Eine Routine-Analyse von Blut und Harn sollte in allen Fällen vorgenommen werden. In bestimmten Fällen sind auch Hormonanalysen erforderlich, zum Teil sowohl in Ruhe als auch nach Belastung.

Wie die Diagnose gestellt wird

Bewertung der Symptome

- Blutdruck messen, zu Hause und beim Arzt
- Langzeit-Blutdruckmessung
- Fingerblutdruckmessung
- Testverfahren (Schellong, Thulesius, Kipptisch)
- EKG und Belastungs-EKG
- Labor- und Hormonanalysen
- Eiswasser-, Handgriff-, Schwitz- und Atropintest

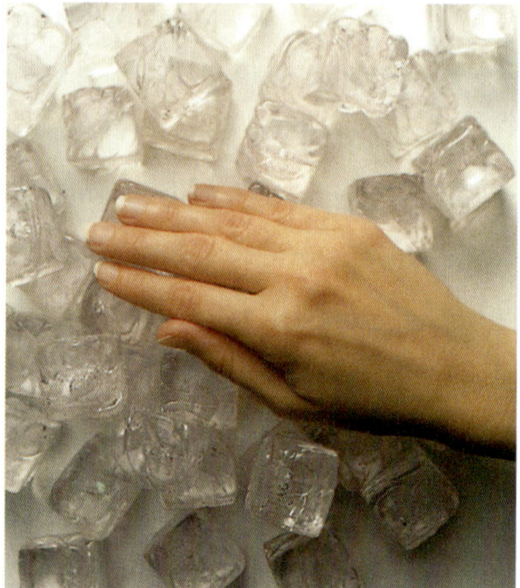

Der Eiswassertest leistet im Einzelfall noch gute Dienste in der Diagnose.

Ältere, heute kaum mehr angewandte Tests sind der Eiswassertest, der Handgrifftest, der Schwitztest und der Atropintest.

Eiswassertest:

Eine Hand wird für 3 Minuten in 0 °C kaltes Wasser gelegt. Beim Gesunden kommt es zu einem typischen Anstieg von Blutdruck und Herzschlag. Der Noradrenalin-Spiegel im Blut steigt ebenfalls um etwa das 2- bis 3fache der Norm an.

Handgrifftest:

Eine Hand wird für 3 Minuten z. B. durch Zusammendrücken eines Gummiballs oder einer Metallfeder maximal isometrisch angespannt. Blutdruck, Pulsschlag und Noradrenalingehalt verhalten sich wie beim Eiswassertest.

Schwitztest:

Testung der Schwitzfunktion entweder durch Wärmeanwendung oder durch Injektion von Acetylcholin.

Atropintest:

Durch Injektion von Atropin wird beim Gesunden ein schneller Herzschlag ausgelöst.

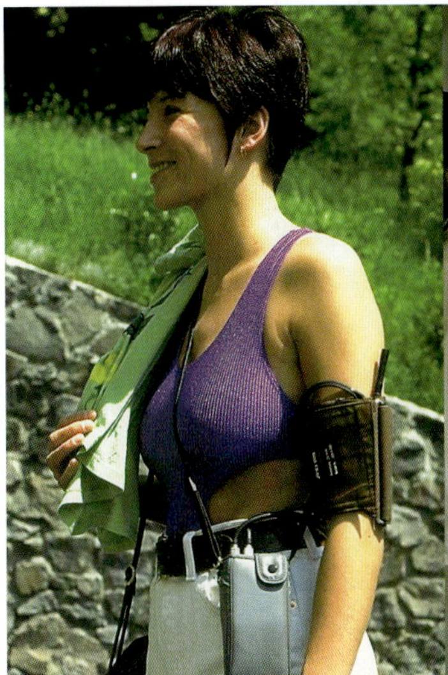

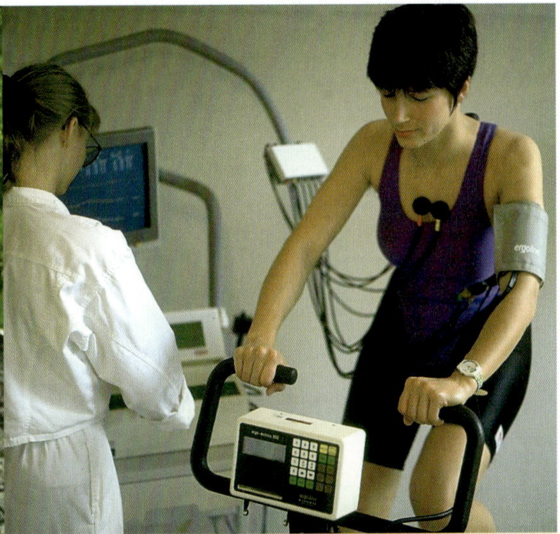

24-Stunden-Blutdruckmessung · Belastungs-EKG

Die Behandlung des niedrigen Blutdruckes

Vor Beginn einer „Blutdruck"-Behandlung sollte nochmals geprüft werden, ob nicht doch andere, „Nicht-Blutdruckgründe", für die Beschwerden vorliegen.

So sollte das Laborergebnis kontrolliert werden, ob nicht eine Blutarmut vorliegt.

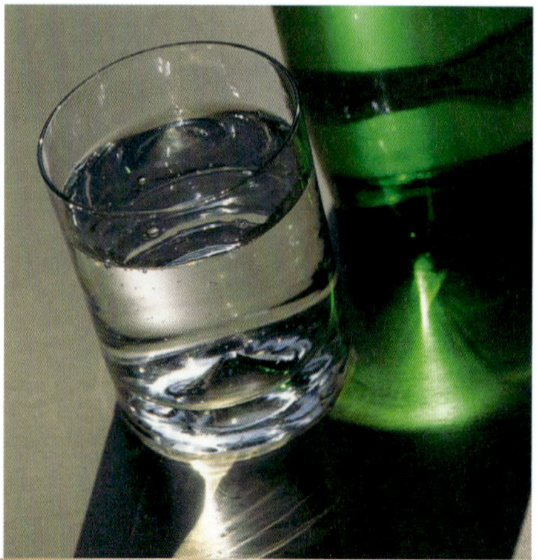

Wer zu wenig trinkt, leidet häufig an niedrigem Blutdruck.

Zu suchen ist nach Symptomhinweisen für Ursachen eines Flüssigkeitsmangels: längeres Stehen, Krampfadern, Durchfall, Erbrechen, unzureichendes Trinken, Einnahme von wassertreibenden Mitteln, erhöhter Kalziumspiegel im Blut.

Zu fragen ist auch nach Hinweisen für eine Medikamentennebenwirkung: Blutdrucksenker, Antidepressiva, Neuroleptika und Beruhigungsmittel. Alkohol und Suchtmittel (Haschisch) können ebenfalls für niedrigen Blutdruck verantwortlich sein.
Vor Einleitung einer speziellen Behandlung sollte im Einzelfall auch der Nervenarzt mit der Fragestellung, ob nicht eine Regulationsstörung des inneren Nervensystems vorliegt, zurate gezogen werden. Man findet eine solche beispielsweise beim Zuckerkranken oder bei Alkoholmissbrauch.
Zu denken ist auch an eine Abschwächung nervöser Reflexe nach längerer Bettlägerigkeit und nach operationsbedingtem Liegen.

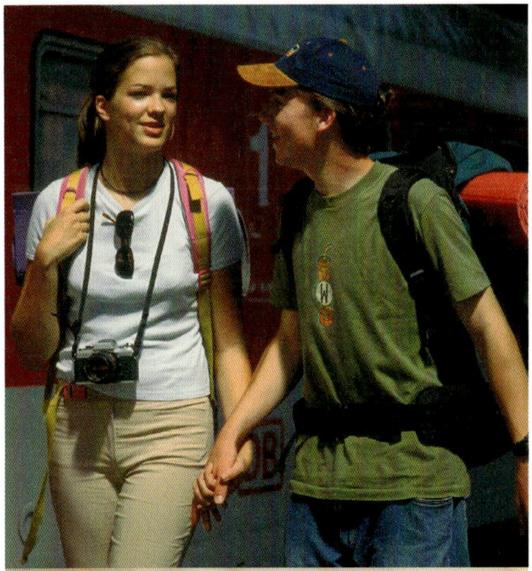

Beschwerden treten oft erst in Krisenzeiten, z. B. in der Pubertät, auf.

Eine ursächliche Behandlung besteht schließlich häufig in der bloßen Weglassung eines bestimmten Medikamentes. Aus der Erfahrung wissen wir, dass ein „orthostatisch" bedingter Unterdruck oft mehrere Ursachen haben kann: der zuckerkranke Patient, der Blutdruckmittel und Antidepressiva einnimmt. Manchmal bringt schon die Besserung eines Umstandes die Symptome zum Verschwinden, auch wenn alle anderen unverändert bleiben.

Nicht selten werden Beschwerden erst durch ärztliche Aufwertung des Symptoms „niedriger Blutdruck" zum Krankheitswert hochstilisiert. Zu denken ist auch daran, dass Beschwerden erst in Krisenzeiten des Organismus auftreten: Pubertät, Wechsel (Klimakterium), nach Infektionen, Operationen und in Zeiten verstärkter psychischer Belastung.

Woran vor Beginn einer Behandlung zu denken ist

Besteht eine **Blutarmut?**

Besteht ein **Flüssigkeitsmangel** im Körper?

Sind die Symptome Ausdruck einer **Medikamentennebenwirkung?**

Handelt es sich bei den Symptomen um Äußerungen einer **Nervenstörung?**

Menschen mit auffällig niedrigem Blutdruck brauchen keine Behandlung, solange sie beschwerdefrei und ohne nachweisbare Symptome sind.

Treten hingegen Beschwerden auf und stellt der Arzt Symptome fest, sollte

Die 5 Säulen der Behandlung

Lebensstil
Diät
Sport
Kneipp & Kur
Medikamente

man mit dem Beginn einer Behandlung nicht zögern. Die Art der Behandlung richtet sich nach der Schwere der Symptome, dem Reaktionstyp bei der Orthostase und dem eventuell vorhandenen Grundleiden (siehe Ursachen).

Im Hinblick auf die Lebenserwartung ist niedriger Blutdruck harmlos, ja geradezu erfreulich: Die Lebenserwartung ist bei unkompliziertem niedrigen Blutdruck deutlich höher als bei Normaldruck.

Alle Behandlungstipps richten sich daher ausdrücklich an jene Menschen, die durch ihren niedrigen Blutdruck von Beschwerden geplagt werden und im Alltag immer wieder unerquickliche Handikaps zu ertragen haben.

Allgemeine Maßnahmen

Bevor man zu Medikamenten greift, sollte man abwarten, ob sich durch die Umsetzung allgemeiner Behandlungstipps die Beschwerden bessern lassen. Eine Ausnahme davon machen alle jene ursächlichen Leiden, die sich nur durch Medikamente bessern oder heilen lassen.

Alle Maßnahmen der allgemeinen Behandlung haben eine Verringerung des orthostasebedingten venösen Pooling-Effektes zum Ziel.

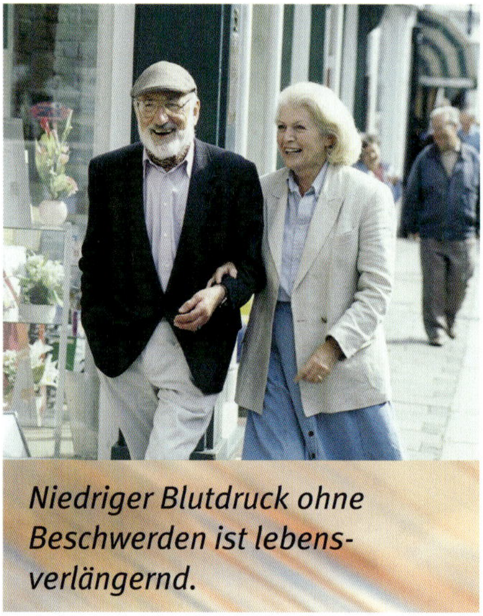

Niedriger Blutdruck ohne Beschwerden ist lebensverlängernd.

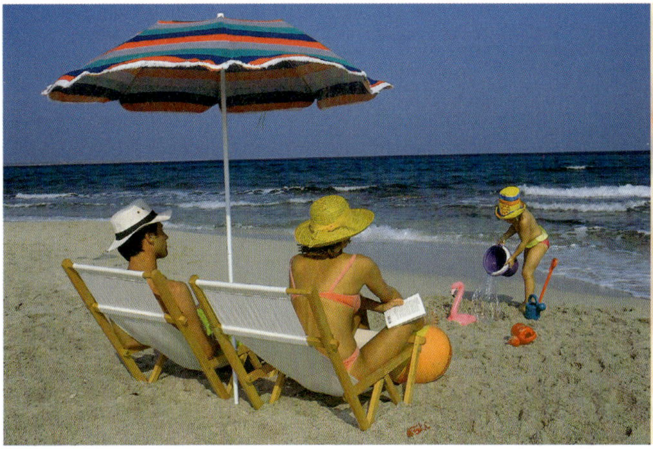

Sonnenbäder vermeiden!

- Langes Stehen und rasche Lageänderungen vermeiden. Man sollte sich angewöhnen, langsam, gewissermaßen stufenweise aufzustehen und dabei die Wadenmuskelpumpe bewusst einzusetzen. Bestimmte Körperbewegungen, wie abruptes Bücken, schnelles Aussteigen aus dem Auto, meiden. Auf Sonnenbäder, reichliche Mahlzeiten, größere Alkoholmengen und heiße Bäder verzichten.
- Kopf und Oberkörper während des Schlafens um circa 20 Grad höher stellen: Dadurch wird die nächtliche Harnbildung vermindert und dem Kreislauf steht – morgens beim Aufstehen – eine größere Blutmenge zur Verfügung.
- Situationen, die niedrigen Blutdruck provozieren können, meiden: Arbeiten mit erhobenen Händen, isometrische Belastungen der Arme (Haltearbeit) und langes Stehen.
- Zulagen von 6 – 10 g Kochsalz pro Tag: Zusalzen und salzreiche Lebensmittel (Brot, Mineralwasser, Suppen, Wurst, Fischkonserven, Sauerkraut) können bei der Hälfte der Menschen den Blutdruck erhöhen.

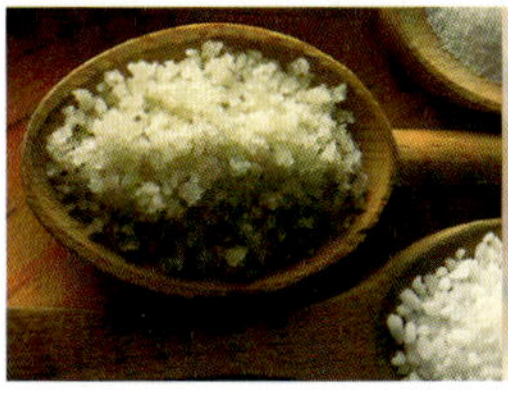

Niederdruckpatienten dürfen zusalzen.

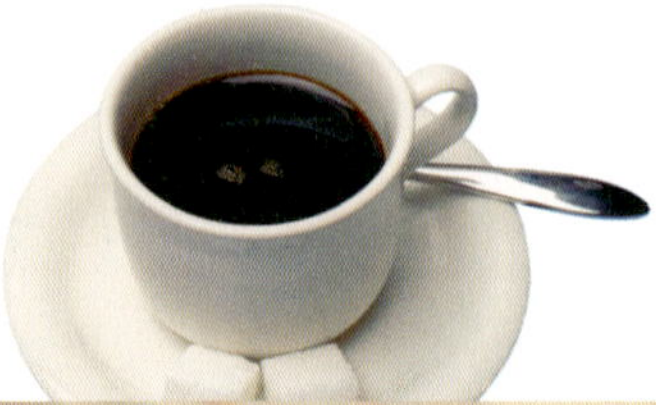

Morgens 1 – 2 Tassen starken Kaffee trinken.

- Mehr trinken. Eine Trinkmenge von 2 – 3 l pro Tag vergrößert das Blutvolumen und erhöht dadurch den Druck in den Schlagadern.
- Zum Frühstück empfehlen sich 1 bis 2 Tassen Bohnenkaffee der stärkeren Sorte („Espresso"). Eventuell vor dem Aufstehen morgens eine Tasse Kaffee oder Schwarztee („early morning tea") schon im Bett trinken.
- Kleinere Mahlzeiten, über den Tag verteilt, schonen die Blutverteilung und beugen Blutdruckabfällen durch große Mahlzeiten vor. Bei Blutdruckabfall nach dem Essen – Symptom: abnorme Schläfrigkeit – dazu übergehen, immer nur wenig zu essen.
- Sport in fast jeder Form ist günstig, vorteilhaft ist Sport, der Muskeln und Kraft braucht. Ausdauertraining kann das Gegenteil bewirken (siehe unter Sport und niedriger Blutdruck).
- Isometrisches Training (Anspannen) der Wadenmuskelpumpe und das Tragen von Kompressionsstrümpfen nützt besonders jenen Niederdruckpatienten, die gleichzeitig auch an einer ausgeprägten Venenschwäche leiden.
- „Kleine Psychotherapie": Beruhigung der Seele durch Ausschaltung psychischer Störfaktoren, Beseitigung von Dauerstress und depressiver Verstimmung.

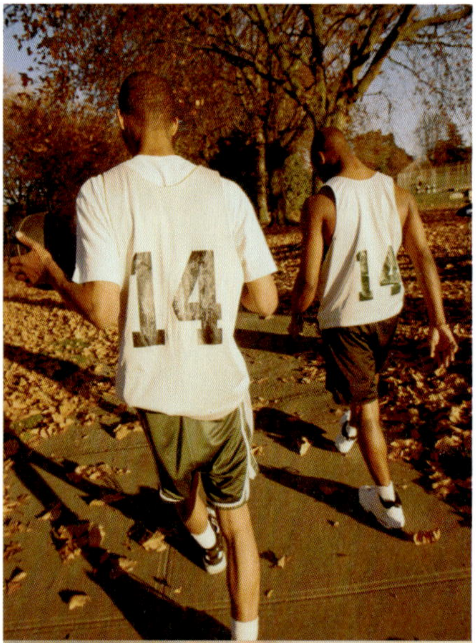

Sport mit Muskeln und Kraft steigert den Blutdruck.

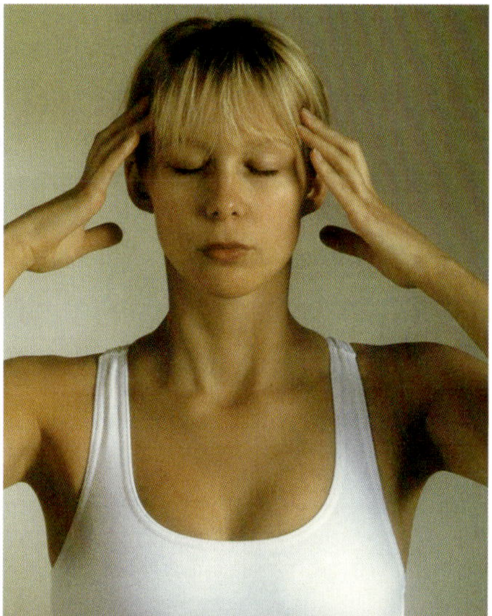

Entspannung – im Einzelfall der Weg zur Besserung von Blutdruck-Schwankungen

Es können üblicherweise jene Patienten mit einer wesentlichen Besserung ihrer Beschwerden rechnen, die Allgemeinmaßnahmen konsequent durchführen. Auch lässt sich häufig eine Medikamenteneinnahme vermeiden.

Ein wichtiges Maß für den Behandlungserfolg ist neben der möglichen Blutdrucksteigerung die Beseitigung oder Besserung der gefühlten Beschwerden, die sich auch bei unverändert niedrigem Blutdruck einstellen kann.

Wichtig!

Durch Befolgung der Allgemeinmaßnahmen können alle Beschwerden verschwinden, ohne dass der Blutdruck unbedingt steigen müsste.

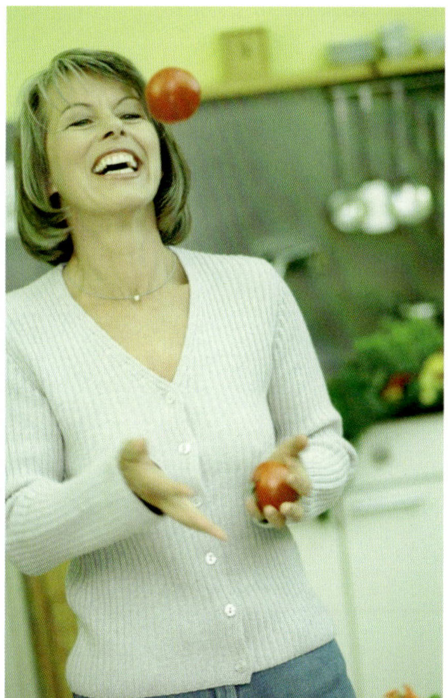

Wohlbefinden – auch ohne Blutdrucksteigerung.

Die Behandlung mit Medikamenten

Wirkung und Nutzen der Mittel gegen niedrigen Blutdruck werden von den Patienten häufig überschätzt. Der Nutzen der blutdrucksteigernden Wirkung steht meist in überhaupt keinem Verhältnis zur Fülle der in den Apotheken offerierten Präparate (Stärkungs- und Kräftigungsmittel – oft auf alkoholischer Basis).

Ein triftiger Grund zur Behandlung besteht nur dann, wenn die Allgemeinmaßnahmen nicht zur Beschwerdelinderung ausreichen. Grundsätzlich richtet sich die medikamentöse Behandlung nach der zugrunde liegenden Ursache – sofern diese bekannt ist.

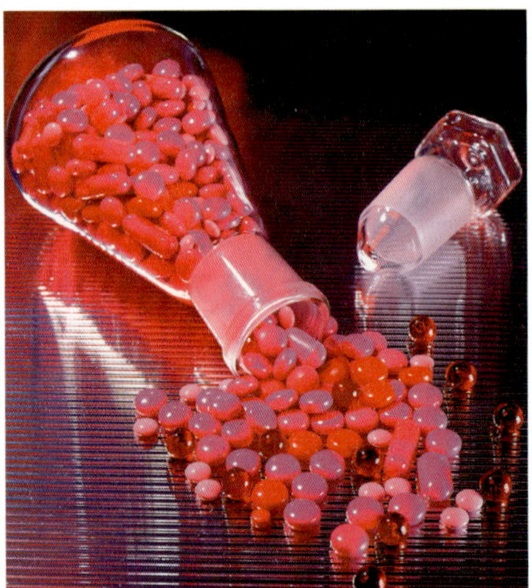

Gezielt! Selten!

Alle gegen niedrigen Blutdruck eingenommenen Wirkstoffe wirken nur kurz und nicht sehr ausgeprägt. Eine Blutdruckerhöhung um mehr als 10 ist kaum erreichbar und die Wirkung beginnt schon in der ersten Stunde der Einnahme wieder nachzulassen. Auch sind die am Markt befindlichen Präparate nicht als Dauermedikamente geeignet, weil sehr rasch ein Gewöhnungseffekt eintritt und bei Dauereinnahme demnach nicht mit einer verlässlichen Wirkung gerechnet werden darf.

Verschreibungspflichtige und frei verkäufliche Mittel sollten also nur als „Feuerwehr“ oder bei zu erwartenden Blutdruckproblemen eingenommen werden. Es gilt das Motto: gezielt und selten. Nur dann wird man die erhoffte Wirkung erreichen.

Zum Einsatz kommen 3 Gruppen von Medikamenten mit unterschiedlichen Angriffspunkten. Die eine Gruppe unterstützt den blutdrucksteigernden „Sympathikusnerv“, die zweite Gruppe umfasst die „Mutterkornalkaloide“ und die dritte Gruppe besteht aus jenen Hormonen der Nebenniere, die man „Mineralokortikoide“ nennt.

Wie man die Medikamente richtig einnimmt:

Gezielt!
Selten!

Medikamente zur Unterstützung des Sympathikus

Sie erhöhen die Wandspannung in den Schlagadern, teilweise auch in den Venen. Zusätzlich können diese Mittel auch noch gewisse Reizpunkte, sogenannte „Rezeptoren", am Herzen stimulieren.

Unerwünschte Wirkungen sind Kopfschmerz, kalte Hände und Füße, Übelkeit, Unruhe und Herzrhythmusstörungen. Wer schon an Herzrhythmusstörungen laboriert, darf Mittel dieser Gruppe nicht einnehmen.

Weitere Gegengründe sind

- → Überfunktion der Schilddrüse,
- → grüner Star,
- → Herzleiden,
- → Prostatavergrößerung und
- → Tumoren der Nebenniere.

Zu dieser „Sympathikusgruppe" gehören Adrenalin, Akrinor, Amphodyn, Carnigen, Effortil, Gutron und Novadral.

Für eine solche Behandlung infrage kommen am ehesten Patienten des Typs II und III.

Der häufigste Fehler bei der Behandlung des niedrigen Blutdruckes ist die Verordnung solcher Mittel bei Patienten, bei denen als Folge eines gestörten inneren, „ vegetativen" Nervensystems eine Regulationsstörung mit Unterdruck auftritt. Durch Gabe obiger Mittel werden die Beschwerden verstärkt und so ein durch die „Behandlung" ausgelöster Teufelskreis in Gang gesetzt.

Medikamente immer nur nach ärztlicher Untersuchung und sicherer Diagnose einnehmen, da sonst gehäuft mit unangenehmen Nebenwirkungen oder dem gegenteiligen als dem erhofften Effekt zu rechnen ist.

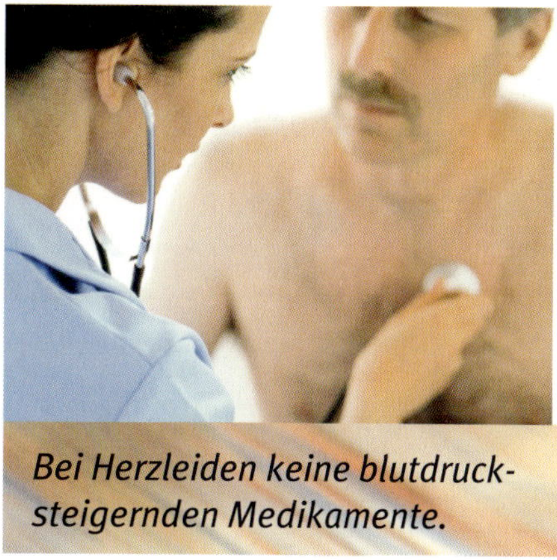

Bei Herzleiden keine blutdrucksteigernden Medikamente.

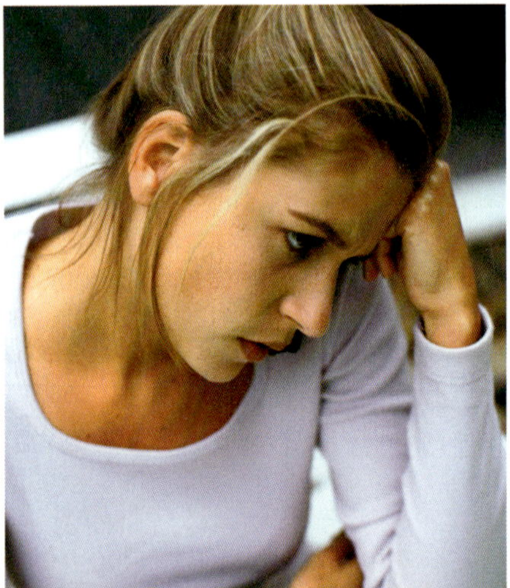

Mutterkornalkaloide können Übelkeit verursachen.

Mutterkornalkaloide

Ihre Wirkung läuft über eine Entleerung der ruhenden Blutspeicher und eine Erhöhung der Wandspannung in den Venen. Wirkungsfolgen sind ein erhöhter Blutstrom in den Venen, eine Gefäßverengung der Schlagadern, eine Erhöhung des Gefäßwiderstandes mit Anstieg des zweiten Blutdruckwertes.

Bevorzugt angewendet werden Mutterkornalkaloide bei allen Formen von Unterdruck mit Venenschwäche sowie bei den als I – IV erwähnten Unterdrucktypen.

Mit einem Wirkungseintritt dieser Mittel ist nicht vor dem 4. Einnahmetag zu rechnen.

Unerwünscht bei der Einnahme sind mögliche Übelkeit und Gefäßkrämpfe in Händen und Füßen.

Nachteilig ist die nur geringe Aufnahme dieser Mittel im Magen-Darm-Trakt. Gelegentlich kommt es zum Auftreten von „Ergotismus".

Nicht erlaubt ist die Anwendung bei schweren, organisch bedingten Herz- und Gefäßveränderungen sowie bei Leberleiden.

Zur Mutterkorn-Gruppe zählen Detemes, DHE, Dihydergot, Ergont und Ergovasan.

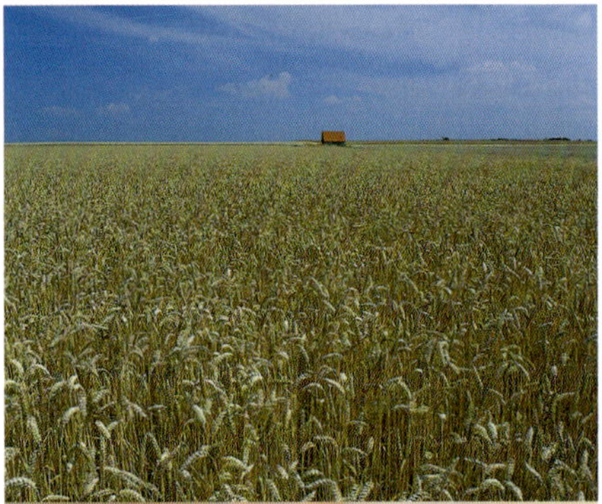

Mutterkorn entsteht durch den Pilz „Claviceps".

Kombinationspräparate

Präparate, die sowohl Mutterkornalkaloide wie auch einen den Sympathikus anregenden Stoff enthalten, sind Agilan, Defluina, Effortil comp. und Hypodyn. Kombiniert angewendet werden können nicht nur Mutterkornalkaloide und Sympathikusmittel, sondern auch Mineralokortikoide und Mutterkornalkaloide.

Zu Kombinationen greift man immer dann, wenn die Behandlung mit nur einer Substanz sich als nicht ausreichend erfolgreich erweist.

Ergotismus

Der Name beschreibt eine Vergiftung durch Mutterkorn oder „Secale cornutum“. Die Vergiftungssymptome waren schon im Mittelalter gut bekannt als „Kribbelkrankheit“ oder St.-Antonius-Feuer.
Auch heutzutage tritt die Störung wieder häufiger auf durch Verzehr von verunreinigtem Getreide, z. B. bei der Selbstherstellung von Mehl oder Müsli.
Erzeugt wird Mutterkorn durch die Pilzart „Claviceps“.
Neben der „Mehl-Müsli“-Vergiftung ist mit Ergotismus zu rechnen bei der unkontrollierten Einnahme von Secale-Alkaloiden durch Migräne-Patienten. Migräne ist nämlich das zweite Anwendungsgebiet dieser Stoffgruppe.

Die Symptome bei der akuten Form des Ergotismus umfassen Kribbeln in Armen und Beinen, Magen-Darm-Störungen, Kopfschmerz und Verwirrtheit.

Bei der chronischen Vergiftung durch Ergotismus drohen Durchblutungsstörungen durch Gefäßkrampf, vor allem der Schlagadern in den Gliedmaßen, aber auch der Herzkranzgefäße, der Halsschlagadern und der Nierenschlagadern.

Bei der schwersten Form des Ergotismus ist der Patient bedroht von Hirnkrämpfen, Gang- und Sehstörungen sowie von Geschwüren und Gewebsuntergang in den Gliedmaßen als Folge massiver Durchblutungsstörungen.

Betablocker

Sie kommen selten zum Einsatz und wenn, dann am ehesten beim Typ I mit überschießenden Reaktionen beim Aufstehen wie Herzklopfen, Blutandrang und Schweißneigung.
Die Mittel der Wahl sind Betablocker in Fällen kurz dauernder Ohnmachten, ausgelöst durch krankhafte Verknüpfungen von Nerven, Herz und Blutgefäßen, auch „neurokardiozirkulatorische Synkopen“ genannt.

Ungünstige Nebenwirkungen der Betablocker sind die Verstärkung des schon bestehenden Unterdruckes und des durch eine Mahlzeit ausgelösten Unterdruckes.

Mineralokortikoide

Die Hormone der Nebenniere wirken auf zweierlei Art. Zum einen halten sie Wasser und Kochsalz (Natrium) im Körper zurück und vergrößern dadurch das Blutvolumen. Zum anderen machen sie die Muskelzellen der Blutgefäße empfindlicher auf gefäßzusammenziehende Reize.

Grundsätzlich ist die Anwendung bei allen Formen von Unterdruck möglich und im Einzelfall sinnvoll.

Unerwünschte Wirkungen sind Wassereinlagerung (= Ödem), Bluthochdruck, Herzschwäche und Verminderung des Kaliumspiegels. Eine Langzeitbehandlung kann zur Schrumpfung eines Teiles der Nebennierenrinde führen.

Nicht angewendet werden dürfen diese Mittel bei Leberschrumpfung (Leberzirrhose) und bereits bestehender Herzschwäche. Präparat: Astonin.

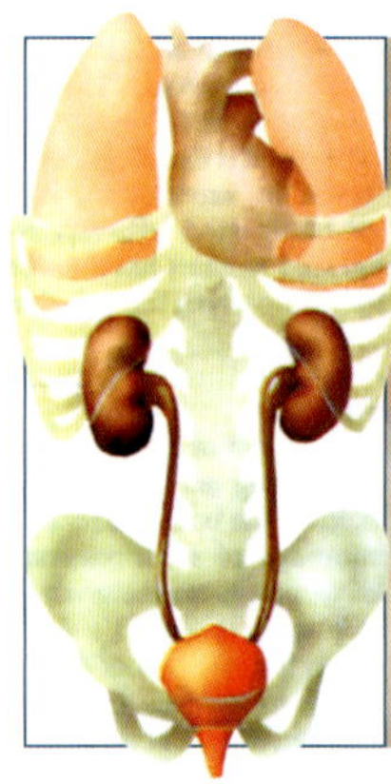

Die Hormone der Nebennierenrinde vergrößern das Blutvolumen.

Anabolika

Die im Spitzensport als Dopingmittel bekannten „Muskelmacher“ haben bei niedrigem Blutdruck nur eine sehr begrenzte Anwendung gefunden. Zum Einsatz kommen sie nur bei sehr mageren und geschwächten Patienten zum vorübergehenden Muskelaufbau. Die Anwendung erfolgt immer nur sehr ausgewählt und kurzzeitig. Nie handelt es sich um eine Dauerbehandlung.

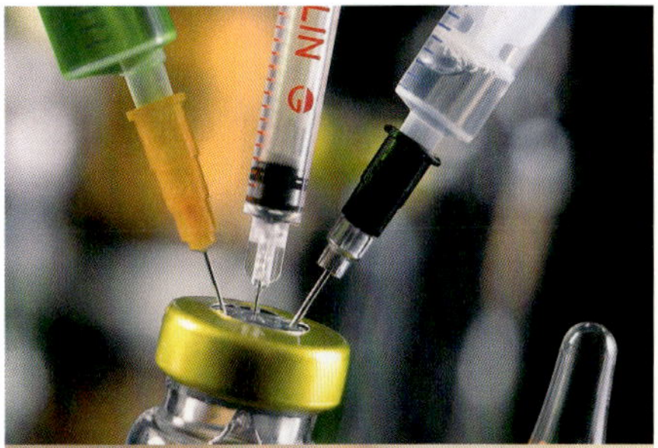

Anabolika werden nur bei sehr geschwächten Patienten eingesetzt.

Gegengründe für Anabolika sind Schwangerschaft, Leberschäden und Prostataerkrankungen. Präparat: Primobolan.

Psychopharmaka

Sie sind dann eine überlegenswerte Alternative, wenn störend niedriger Blutdruck als Folge einer Fehlreaktion des Nervensystems auftritt. Die Anwendung von Psychopharmaka ist immer nur vorübergehend angezeigt, wenn gleichzeitig eine erhebliche „vegetative" Labilität vorhanden ist und bei depressiven, ängstlichen, unruhigen oder gefühlsbetonten Verstimmungszuständen. Die Anwendung von diesen Mitteln erfolgt zudem erst dann, wenn Psychotherapie und nichtmedikamentöse Entspannungsmaßnahmen versagt haben. Die Art des verordneten Psychopharmakons richtet sich nach dem Typ der psychischen Störung.

Präparate: Antidepressiva, Neuroleptika, Tranquilizer

Medikamente, die den Blutdruck erhöhen

Agilan, Akrinor, Amphodyn, Astonin, Carnigen, Defluina, Detemes, DHE, Dihydergot, Effortil, Ergont, Ergovasan, Gutron, Hypodyn, Novadral

Betablocker

Anabolika

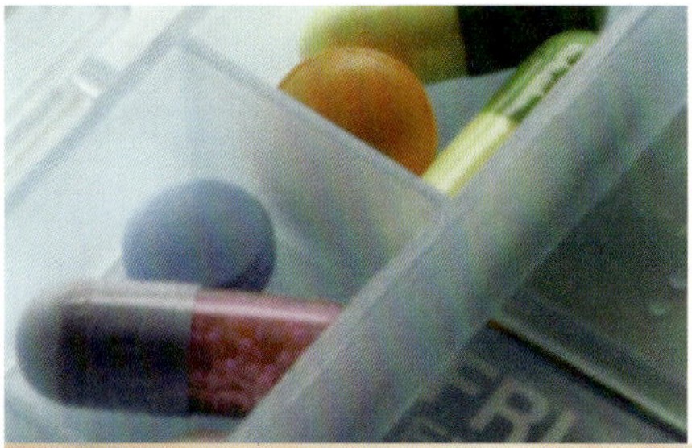

Antidepressiva nur dann, wenn Psychotherapie und Entspannung nicht helfen.

Niedriger Blutdruck und Schwangerschaft

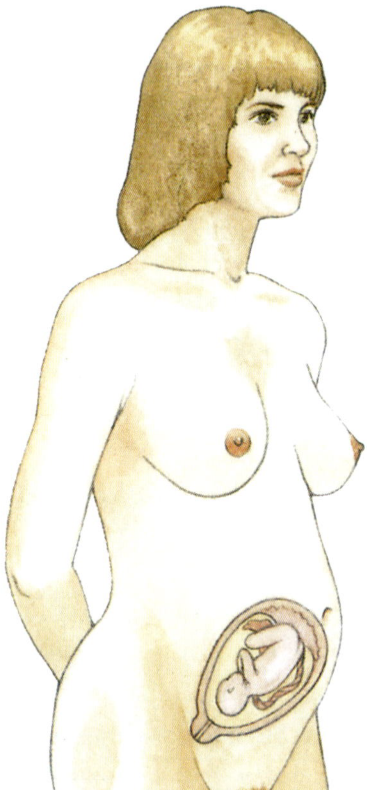

Besondere Sorgfalt in der ärztlichen Betreuung einer Schwangerschaft ist immer dann gefragt, wenn bei der werdenden Mutter krankhaft hohe Blutdruckwerte vorliegen. Diese Tatsache ist auch in weiten Laienkreisen gut bekannt. Weniger gut bekannt ist die Schlussfolgerung aus einer Reihe wissenschaftlicher Untersuchungen der letzten Zeit: Unterblutdruck ist in seiner Auswirkung auf den Schwangerschafts- und Geburtsverlauf ähnlich gefährlich einzustufen wie der Bluthochdruck.

Untersuchungen bestätigen dies:
Bei 35 % der Schwangeren mit Unterdruck zeigen sich Veränderungen am Mutterkuchen (= Plazenta) infolge eines Sauerstoffmangels. Diese Sauerstoffdefekte weisen auf Sauerstoff-Mangelattacken des werdenden Kindes vor und während der Geburt hin. Auf-

Das Gewicht des werdenden Kindes steht in Beziehung zu Güte und Qualität der Blutdruckregulation.

Bei Blutdruckproblemen in der Schwangerschaft sind häufigere Kontrollen erforderlich.

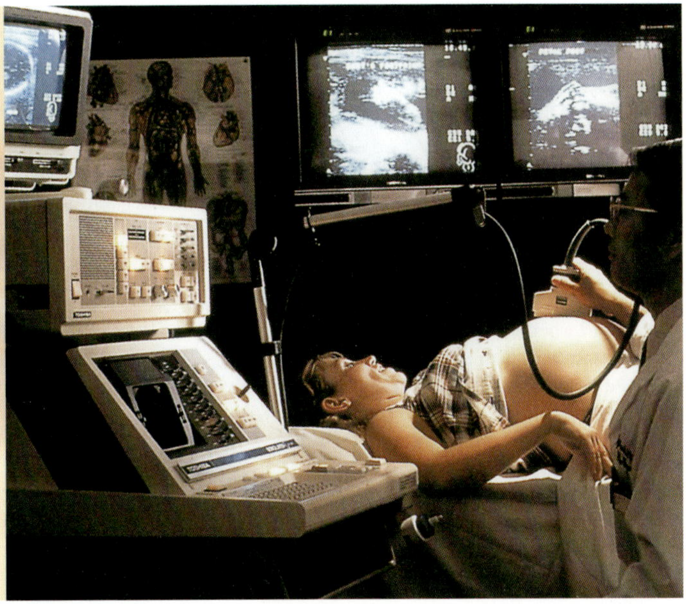

grund dieser Fakten steht fest, dass der Unterdruck in der Schwangerschaft eine ernst zu nehmende Komplikation darstellt.
Verschiedentlich diskutiert wird allerdings, welche Frauen wie behandelt werden sollen.

Welche Schwangeren mit Unterdruck sollen behandelt werden?

Nicht bei allen Schwangeren mit Unterdruck treten Komplikationen auf und es ist nicht gerechtfertigt, alle Schwangeren nach einem Gießkannenprinzip zu behandeln.

Eine zu treffende Auswahl berücksichtigt folgende Umstände:

- Ständiger Unterblutdruck
- Probleme beim Aufstehen und Stehen
- Beschwerden wie Müdigkeit, Leistungsknick, Kopfschmerzen
- Veränderungen im CTG (= Aufnahme der kindlichen Herztöne)
- Veränderungen des Blutflusses beim werdenden Kind

Ständiger Unterblutdruck

Bei jeder Blutdruckmessung ist zu berücksichtigen, dass bei Aufregung und nach körperlicher Arbeit eher zu hohe Werte gemessen werden. Um diesen Messfehler zu vermeiden, ist daher vor jeder Messung eine Ruhepause von ca. 10 Minuten einzuhalten.

Von einem Unterdruck in der Schwangerschaft spricht man, wenn wiederholte Messungen vorliegen und die ersten Blutdruckwerte 110 und die zweiten Blutdruckwerte 60 nicht überschreiten. Bei Schwangeren mit nur zeitweilig zu niedrigen Blutdruckwerten ist keine Risikozunahme feststellbar. Nur Schwangere mit ständig zu niedrigen Blutdruckwerten gehören zur Risikogruppe.

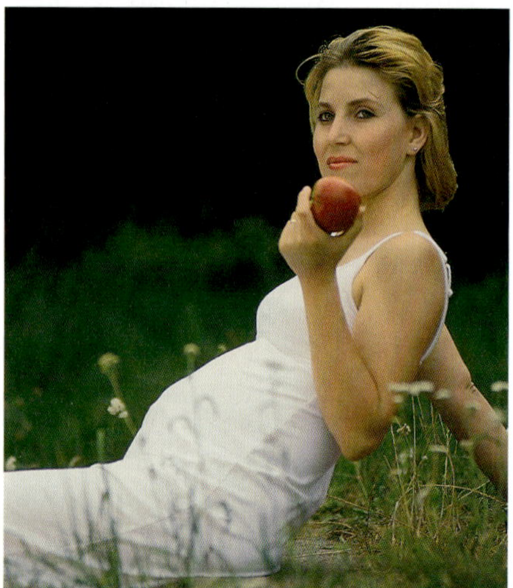

Je niedriger der Blutdruck, desto mehr Komplikationen.

Für die Qualität der Durchblutung des Mutterkuchens ist der durchschnittliche Blutdruck entscheidend. Es besteht ein enger Zusammenhang zwischen der Höhe des 1. Blutdruckwertes und der Häufigkeit von Risiken in der Schwangerschaft.

Ein neues Forschungsergebnis ist, dass mit zunehmendem mütterlichen Ruheblutdruck auch das kindliche Geburtsgewicht ansteigt.

Erst bei Erreichen krankhaft hoher Blutdruckwerte stimmt dieses Verhältnis nicht mehr. Gesichert ist: Je niedriger der Durchschnittsblutdruck, desto höher die Komplikationsrate.

Probleme beim Aufstehen und Stehen

Beim Wechsel vom Liegen zum Stehen kommt es zu drastischen Blutverschiebungen. Der Schwerkraft folgend versacken bis zu 800 ml Blut in den Beinvenen. Das ist viel, wenn man bedenkt, dass diese Menge fast jener Blutmenge entspricht, die sich in den Schlagadern (Arterien) befindet.

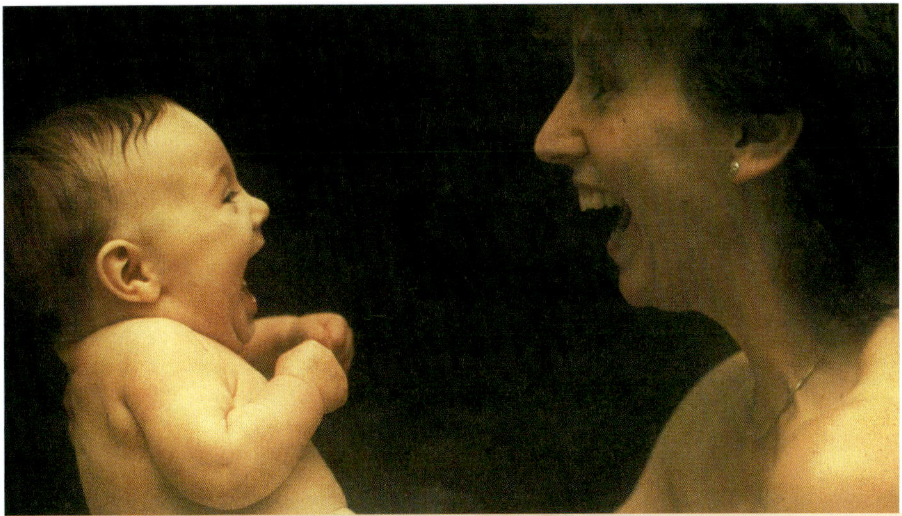

Normale Blutdruckverhältnisse sind ein gutes Fundament für Zufriedenheit bei Mutter und Kind.

Bekanntlich befinden sich nur ca. 15 % der Gesamtblutmenge, also etwa 1 Liter, in den Schlagadern. Der „Rest" von 85 % befindet sich in den Venen und Organen.

Steht man auf, wirft die linke Herzkammer mehr Blut aus, als in den zum Herz führenden Venen zurückkommt. Nur durch rasche Gegenregulation ist der Kreislauf in der Lage, den Blutrückstrom zu gewährleisten. Unter normalen Bedingungen erfolgt diese Reaktion innerhalb weniger Sekunden durch Ausschüttung des Hormons Noradrenalin. Ist diese Regulation gestört, spricht man von einer fehlerhaften „Steh"- oder „Orthostase"-Regulation.

Solche Fehlreaktionen folgen dem Rhythmus des Tages und des Jahres. Gehäuft sind diese Störungen gegen Mittag und Mitternacht zu beobachten. Eine jahreszeitliche Häufung liegt im Frühjahr und während stärkerer Hitzeperioden im Sommer vor. Durch höhere Temperaturen werden die Venen maximal erweitert und dies führt zu einer Umverteilung des Blutes in diese Gefäße.

Erkannt wurde eine deutliche Beziehung zwischen dem Durchschnittsblutdruck im Stehen und dem kindlichen Geburtsgewicht: Je stärker der Blutdruckabfall, desto geringer das Geburtsgewicht. Krankhafte Blutdruckreaktionen im Stehen zeigen sich bei Schwangeren mit Unterdruck 10-mal häufiger als bei Schwangeren mit Normaldruck.

Je niedriger der Durchschnittsblutdruck, umso niedriger das Geburtsgewicht.

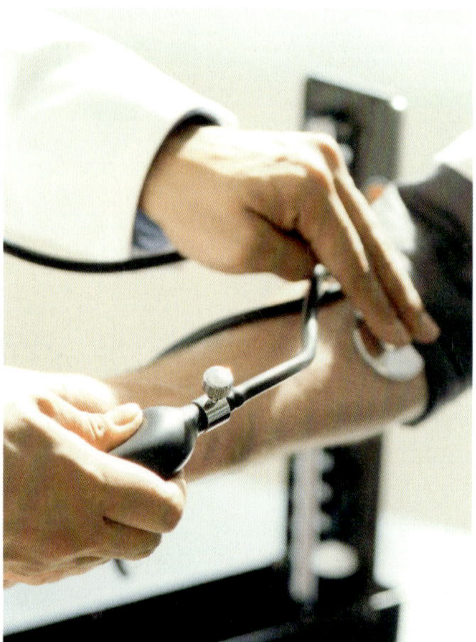

In der Schwangerschaft: genaue Kontrolle der Butdruckwerte.

Symptome des Unterdruckes bei der Schwangeren

Die meisten Schwangeren mit Unterdruck klagen über Beschwerden.

Im Vordergrund stehen die Folgen der Mangeldurchblutung:

- Doppeltsehen
- Augenflimmern
- Kopfschmerzen
- Schwindelanfälle

Eine Behandlung erfolgt bei stärkerer Beeinträchtigung wie Schwarzwerden vor den Augen und wiederholten Ohnmachten. Die Häufigkeit dieser Beschwerden nimmt mit der Schwangerschaftsdauer ab und unterscheidet sich ab der 38. Woche nicht mehr von der „Normaldruck"-Schwangerschaft.

Durch das Vorhandensein der Symptome Übelkeit im Liegen, Blässe, Herzklopfen, Oberbauchbeschwerden und gelegentlichen Bewusstseinsstörungen mit Krämpfen wird nicht allzu selten die Fehldiagnose „innere Blutung" oder „akute Baucherkrankung" gestellt.

Veränderungen der kindlichen Herztöne

Ein stärkeres Absinken des Blutdruckes führt zu einer Verlangsamung des kindlichen Herzschlages. Diese Pulsverlangsamung spricht für einen Sauerstoffmangel beim Kind. Hält die Minderdurchblutung über längere Zeit an oder wiederholt sich ständig, resultiert daraus eine zunehmende Gefahr für das Kind.

Bei Schwangeren mit Unterdruck sind Pulsverlangsamungen beim Kind etwa 6-fach häufiger anzutreffen als bei Schwangeren mit Normaldruck. Diese kreislaufbedingten Verlangsamungen sprechen auf eine Behandlung erfahrungsgemäß gut an.

Kontrolle des kindlichen Blutflusses

In der normalen Schwangerschaft nimmt mit fortschreitender Schwangerschaftsdauer der kindliche Blutfluss während des 2. Blutdruckwertes zu. Dazu gehört ein nachlassender Gefäßwiderstand im ausreifenden Mutterkuchen.

Messungen in der Hauptschlagader des Kindes haben gezeigt, dass bei Schwangeren mit Unterdruck im Vergleich zu Schwangeren mit Normaldruck der Gefäßwiderstand um durchschnittlich 20 % erhöht ist. Durch eine entsprechende Behandlung lässt sich dieser Zustand bei den meisten Schwangeren normalisieren.

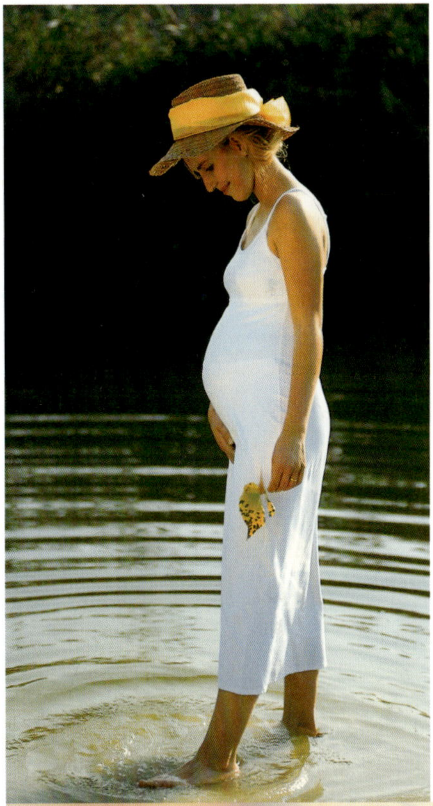

Mit fortschreitender Schwangerschaft erhöht sich auch der kindliche Blutfluss.

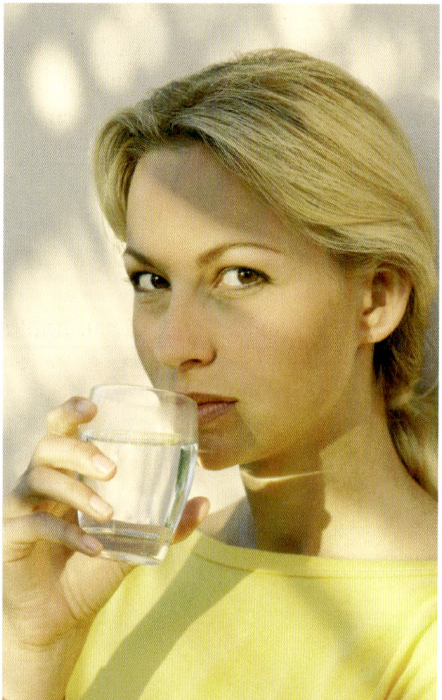

Wenn die Ursache Flüssigkeitsmangel ist – viel trinken!

Die Behandlung

Die Behandlung richtet sich danach, ob für den Unterdruck eine greifbare Ursache vorliegt oder nicht. Besteht ein Unterdruck ohne erkennbare Ursache, wäre es natürlich das Beste, die Schwangere nicht mehr aufstehen zu lassen.

Nachdem diese Idee an der Wirklichkeit vorbeigeht, muss man nach Maßnahmen suchen, um zu verhindern, dass größere Blutmengen beim Stehen in den Venen versacken.

Anders gelagert ist die Sache, wenn wir den Unterdruck auf eine beseitigbare Ursache zurückführen können. Solche Ursachen können Flüssigkeitsmangel sein, Herz- und Kreislaufleiden oder Unterdruck als Nebenwirkung einer medikamentösen Behandlung.

Die Behandlung richtet sich in diesem Fall also nach der Grundkrankheit und besteht beispielsweise in Flüssigkeitsersatz (Trinken!) oder einer Herzbehandlung.

Körperliches Training

Ein körperliches Training mit Schwimmen, Laufen, Radfahren oder Gymnastik kann im Einzelfall günstig wirken. Ebenso ratsam ist „Wasser" mit Wassertreten, Aufgüssen und Sauna. Eine anhaltende Normalisierung der Blutdruckregulation darf davon allerdings nicht erhofft werden.

Eine jüngste Untersuchung ergab nach einem 6-wöchigen Gymnastikprogramm bei gleichbleibendem Blutdruckverlauf eine Abnahme der Venenstauung und der Beschwerden.

Insgesamt kann wohl gesagt werden, dass ein vorsichtig aufgebautes Training sich positiv auf eine gestörte Kreislaufregulation auswirken kann.

Empfehlenswert sind isometrische Übungen. Ausdauertraining führt dagegen zu einer Verminderung jener Anteile des inneren Nervensystems, die man als „Sympathikus“ zusammenfasst.

Training ist immer ein Langzeitprogramm und darin liegt auch das Problem der Behandlung mit „Sport“. Bis die sportlichen Maßnahmen greifen, vergehen Wochen, eher Monate. Die Behandlung in der Schwangerschaft darf und kann aber nicht aufgeschoben werden, weshalb eine schnell wirkende Unterstützung gefragt ist.

Stützstrümpfe

Richtig angepasste Stützstrümpfe verhindern das Versacken größerer Blutmengen in die an der Oberfläche liegenden Beinvenen. Unbeeinflusst

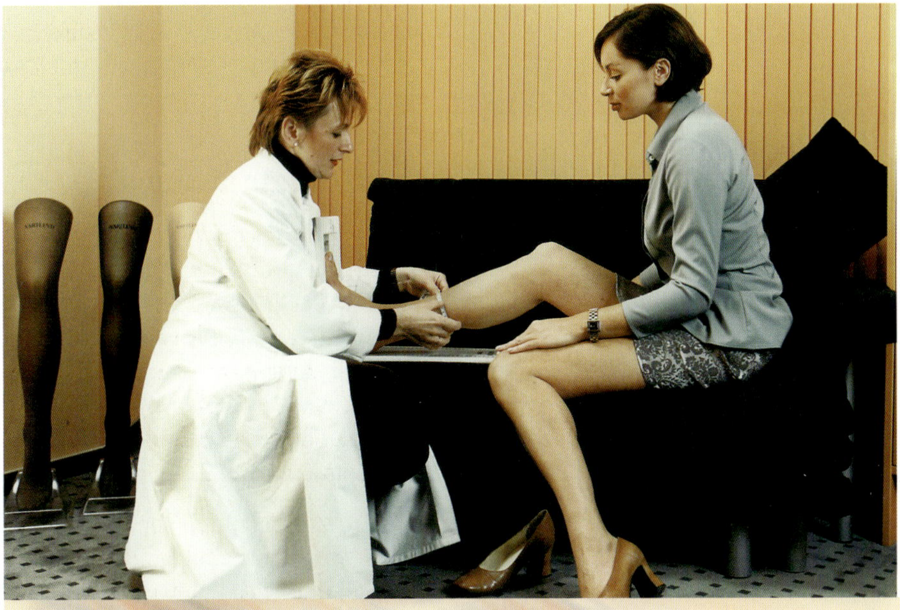

Stützstrümpfe helfen den Venen bei ihrer Arbeit.

davon sind die tiefen Beinvenen und die Beckenvenen, über die 80 – 90 % der Gesamtblutmenge der Beine zum rechten Herzen transportiert werden.

Ein ungelöstes Problem ist die mangelnde Compliance (= Behandlungstreue) der meisten Frauen in der warmen Jahreszeit. Da die Beinvenen gerade in der warmen Jahreszeit bei hohen Außentemperaturen maximal erweitert sind, wäre im Sommer das Anlegen von Stützstrümpfen besonders wichtig.

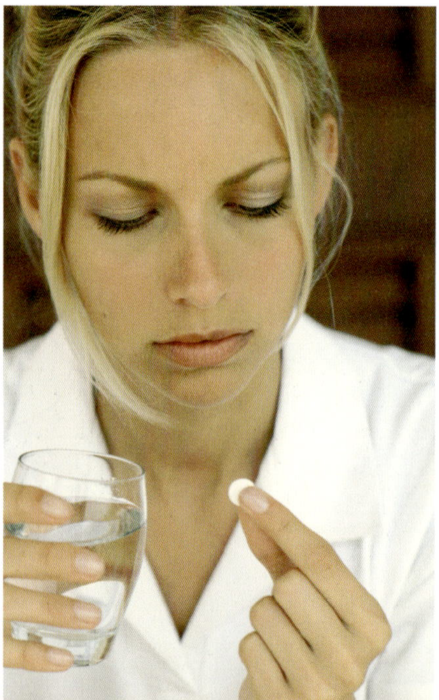

Mit modernen Medikamenten kann man die Komplikationsrate senken.

Der wissenschaftliche Nachweis des Erfolges von Stützstrümpfen ist schwierig zu führen. Da mit Sicherheit kein Schaden damit verbunden ist und die Maßnahme logisch erscheint, kann sie „probeweise" immer empfohlen werden. Kommt es zu keinem Erfolg oder werden Stützstrümpfe abgelehnt, wird man zu Medikamenten greifen müssen.

Von der Vielzahl möglicher Medikamente kommen in der Schwangerschaft nur 2 in Frage.

Medikamente in der Schwangerschaft

Mittel, welche die Blutgefäße verengen, leiten sich vom Hormon Noradrenalin ab und werden als „Sympathomimetika" bezeichnet. Durch die Gefäßverengung erhöht sich der Widerstand im Blutgefäß und der Blutdruck steigt.

Der erhöhte Gefäßwiderstand hat aber zur Folge, dass auch die meisten Organe, so auch die Gebärmutter, schlechter durchblutet werden. Um diesen Nachteil auszugleichen, kommen weiterentwickelte Mittel, wie zum

Beispiel Effortil, zur Anwendung. In seiner Wirkung ist es jedoch dem Mutterkornalkaloid Dihydroergotamin oder „DHE“, unterlegen.

Bei allen „Stehproblemen“ ist DHE das Mittel der Wahl. Durch Kräftigung der Venenwand wird ein übermäßiges Versacken des Blutes in den Beinvenen verhindert. Zusätzlich werden das innere Nervensystem ausgleichend beeinflusst und überschießende Reaktionen gedämpft.

Durch DHE lässt sich der Unterdruck bei etwa 70 % der behandelten Schwangeren in einen Normaldruck überführen. DHE beginnt nach 3 Tagen der Anwendung zu wirken und erreicht die volle Wirksamkeit nach 10 Behandlungstagen.

Der kindliche Herzschlag und der Blutfluss normalisieren sich innerhalb einer Woche. Die Frühgeburtenhäufigkeit reduziert sich damit von 17 auf 9 % und die Rate komplizierter Geburten von 29 auf 10 %. Das durchschnittliche Geburtsgewicht steigt um 200 Gramm. Effortil kann im ersten Schwangerschaftsdrittel gegeben werden, DHE danach.

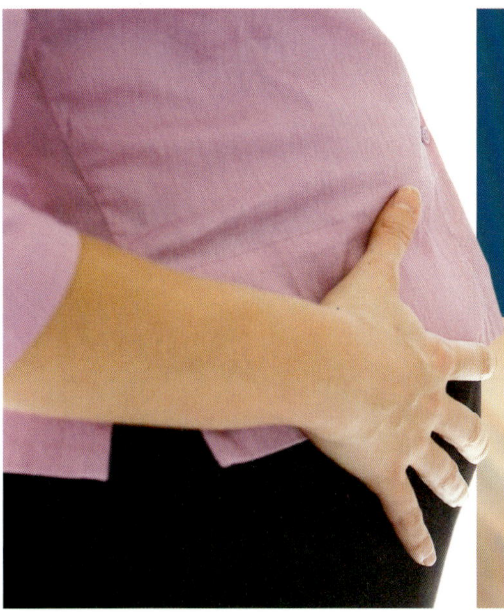

Behandlung des Unterblutdruckes in der Schwangerschaft „kompakt“

- Kost – Trinken
- Körperliches Training
- Stützstrümpfe
- Effortil
- DHE

Niedriger Blutdruck und Sport

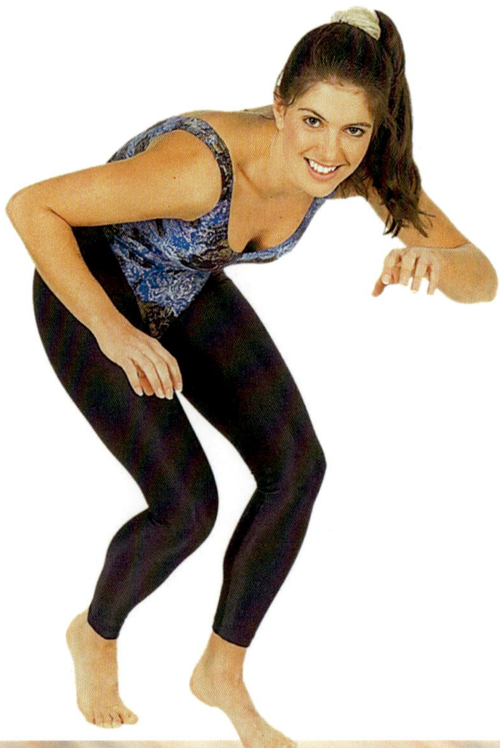

Sport als Behandlung umfasst isometrisches Krafttraining, Ausdauer-, Schnellkraft- und Intervalltraining.

Wichtig in allen Fällen ist die Betätigung der Wadenmuskelpumpe. Das regelmäßige Zusammenziehen der Wadenmuskeln verhindert die Einlagerung größerer Blutmengen in die Beine.

Neben der Wadenmuskelpumpe steigert auch die vertiefte Atmung während der sportlichen Betätigung den Rückfluss des Blutes in Richtung Herz.

Das regelmäßige Training der Wadenmuskeln, z. B. durch „Schleichen" auf Zehenspitzen, verhindert das Versacken von größeren Blutmengen in den Venen.

Unser Körper erkennt unbewusst diese Zusammenhänge. Unruhe mit Bewegungsdrang sowie vertiefte und beschleunigte Atmung sind oft die ersten Anzeichen eines drohenden Kollapses.
Ausdauertraining führt zu einer guten „Kondition". Diese verbessert auch die körperlich-seelische Belastbarkeit. Depressive Verstimmungen und ein verminderter Antrieb bessern sich. Ein intensives, zu scharfes Ausdauertraining ist ebenso ungünstig wie ein „Übertraining" an Kraft. Man sollte daher keine zu langen, eintönigen Strecken trainieren. Besser ist Abwechslung mit Intervallen, Tempoläufen und Spielen.

Ein Training bei jedem Wetter – Stichwort Abhärtung – trainiert auch die Gefäßregulation und stimuliert das Immunsystem.

Ausdauertraining erhöht auch die Blutmenge. Eine Zunahme der Blutmenge um 10 – 15 % kann die Beschwerden bei Unterdruck deutlich bessern. Dennoch muss man mit Ausdauertraining gegen niedrigen Blutdruck vorsichtig umgehen.

Krafttraining erhöht den Dehnungswiderstand der in den Muskeln gelegenen Venen: Eine Verkleinerung der „versackten" Blutmenge ist die Folge.

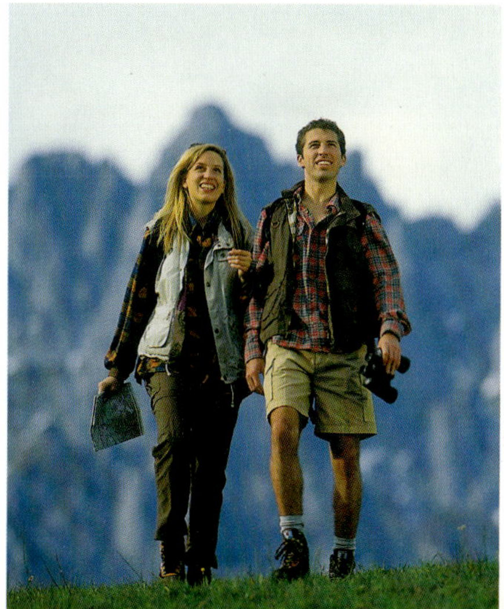

Rasches und kraftvolles Gehen stärkt Herz, Kreislauf, Atmung und Wadenmuskelpumpe.

Wandern

Ohne Einschränkung zu empfehlen. Wichtig ist, möglichst rasch und kraftvoll zu gehen, um Herz, Kreislauf, Atmung und Wadenmuskelpumpe zu beanspruchen.

Optimal ist 1 Stunde täglich, 3 – 4 Stunden am Wochenende. Nach jeglichem Wandern sollte eine gesunde, wohlige Ermüdung spürbar sein, aber keine Erschöpfung.

Bergwandern und Bergsteigen

Gefördert werden der Krafteinsatz der Beine und eine vertiefte Atmung. Beides beschleunigt den Blutrückstrom aus den Beinvenen. Das Herz des Niederdruck-Menschen ist in der Regel gesund, nur untrainiert. Für das Bergwandern gibt es daher nur wenige Einschränkungen. Menschen mit niedrigem Blutdruck, die zu Schwindel neigen, sollten auf Bergsteigen verzichten.
Hochgebirge als Reizklima ist mittleren Lagen vorzuziehen.

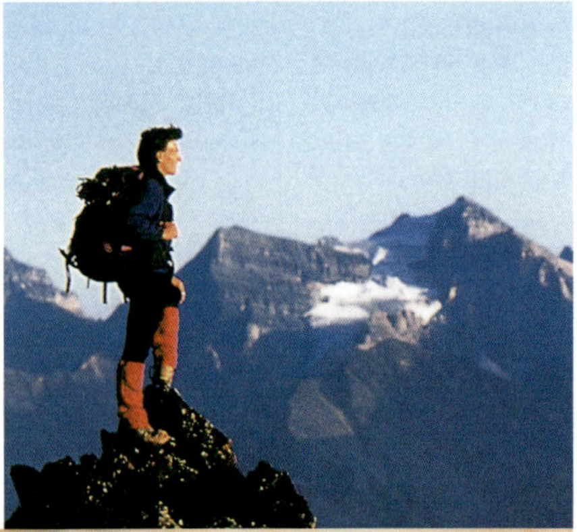

Bergwandern und Bergsteigen sind bei niedrigem Blutdruck eine ideale „Physikotherapie".

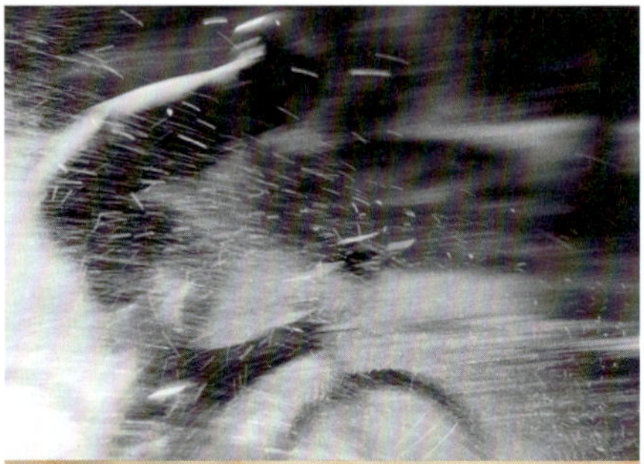

Krafteinsatz erhöht den Blutdruck.

Radfahren

Eine gute Möglichkeit für ein Ausdauertraining, besonders dann, wenn es mit hohem Krafteinsatz geschieht. Der höhere Krafteinsatz mit 60 – 75 Umdrehungen pro Minute fördert die Wadenmuskelpumpe. Steigungen sollten im „Wiegetritt" mit bewusstem Einsatz der Muskeln an Bauch, Hüften, Rücken, Brust und Armen bewältigt werden. Intervalle in der Ebene einlegen.

Tempo und Dauer werden nach dem persönlichen Trainingszustand gewählt, mit 15 – 30 km/h, 1 – 2 Stunden täglich, am Wochenende 3 – 4 Stunden.

Auch beim Biken gilt: Die wohlige Ermüdung sollte gesucht werden, Erschöpfung und Übertraining bitte vermeiden.

Joggen

Laufen verbessert die Kreislaufregulation, fördert den Blutrückstrom aus den Venen und erleichtert die seelische Entspannung.
Günstig – und weniger langweilig – sind Tempowechsel und eingebaute Intervalle mit kurzen Sprints. Zur Beendigung der Jogging-Einheit nicht plötzlich stehen bleiben, sondern langsam auslaufen.

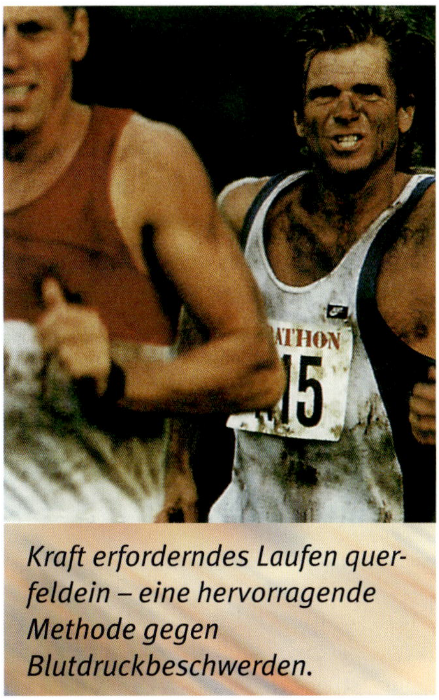

Kraft erforderndes Laufen querfeldein – eine hervorragende Methode gegen Blutdruckbeschwerden.

Was heißt „isometrisch“?

Isometrisch nennt man eine Muskelreizung, die zu einer Zunahme von Muskelspannung und Muskelkraft führt, den Muskel aber nicht verkürzt.

Optimal erscheint ein tägliches Lauftraining von 30 – 60 Minuten Dauer, an Wochenenden 1 – 3 Stunden.
Auch beim Laufen sind Übertraining und Erschöpfung zu meiden.
Das Tempo wird nach der persönlichen Fähigkeit geregelt und liegt zwischen 8 und 15 Kilometern pro Stunde. Bei allen Läufen, die über eine Stunde gehen, sollte man eine kleine Trinkreserve mitführen.

Alpiner Skilauf

Günstig ist hier das meist höhere Reizklima. Bei der Abfahrt kommt es zur Blutdrucksteigerung (die beträchtlich sein kann) und zu einer isometrischen Beanspruchung der Beinmuskeln. Koordination und Konzentration werden geschärft. Auswirkungen auf den Trainingszustand hat alpines Skilaufen nicht. Im Vordergrund stehen der Erlebnis- und Spaßfaktor.

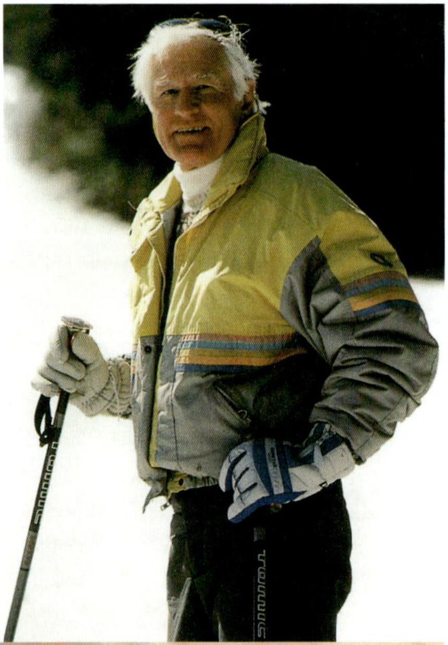

Alpiner Skilauf – großer Spaßfaktor, aber wenig Nutzen bei niedrigem Blutdruck.

Skilanglauf

Erfordert hohen Krafteinsatz und ist als Ausdauersportart gegen niedrigen Blutdruck sehr zu empfehlen. Es ist durchaus sinnvoll, als Vorbereitung für Skilanglaufen ein Krafttraining für die Beinarbeit und den Stockschub zu absolvieren. Von Beginn an sollte man sich einen kraftvollen Laufstil angewöhnen, unter Einsatz des „Willens" laufen! Es ist besser, nur 1 Stunde intensiv zu laufen als 3 Stunden lässig in der Gegend herumzuschlendern. Höhe als Reizklima ist kein Hindernis, für sehr hohe Lagen ab 1.800 – 2.000 m Seehöhe (Abnahme des Sauerstoffgehaltes) muss allerdings schon ein guter Trainingszustand vorhanden sein. Laufen in großer Kälte ist ein gutes Gefäßtraining und verbessert die Abwehrlage durch erhöhte Produktion bestimmter „Immunglobuline" in den oberen Luftwegen.

Angenehme Ermüdung soll am Ende stehen – nicht Erschöpfung.

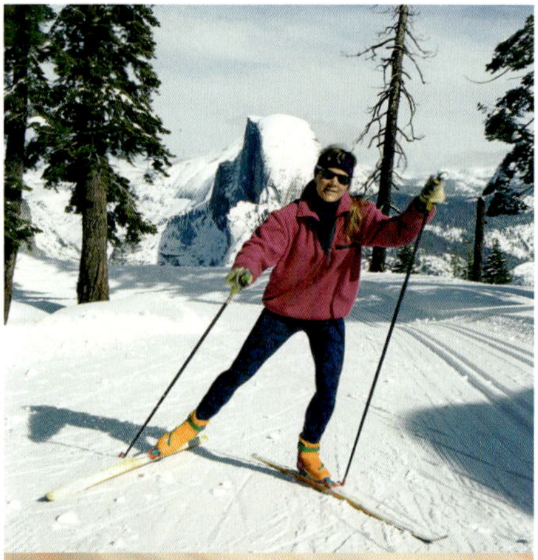

Skilanglauf – sehr empfehlenswert!

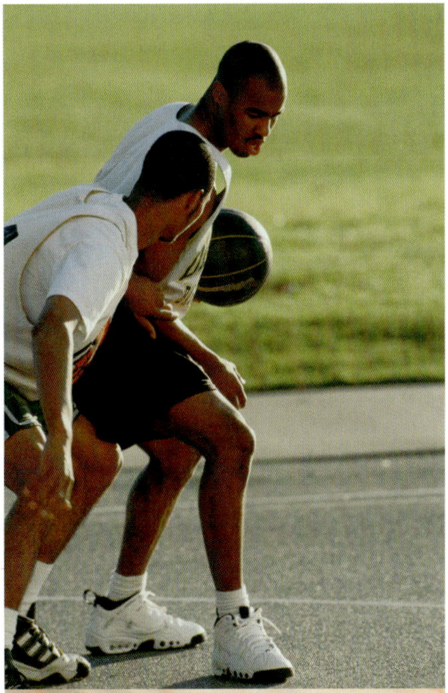

Ballspielen macht nicht nur Spaß, sondern steigert den Blutdruck.

Spielsport

Jegliches Spielen mit intervallartigen Belastungen und seelischer Anregung ist günstig bei Niederdruck. Zu denken ist an alle gängigen Ballspiele.

Flüssigkeitsverluste durch rechtzeitiges Trinken in Spielpausen ausgleichen.

Schwimmen

Gute Atemtechnik und ein kraftvoller Schwimmstil fördern den Blutrückstrom aus den Venen.

Günstig ist das Schwimmen im kalten (nicht zu kalten!) Wasser von heimischen, höher gelegenen Seen, Atlantik, Ost- und Nordsee.

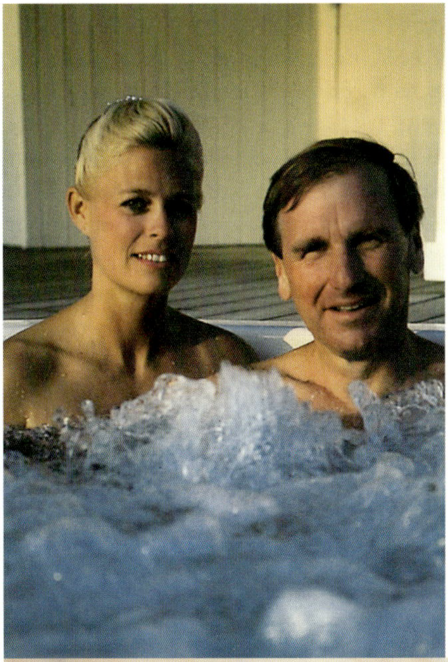

Passive Kuren mit „Baden“ erhöhen die Lebensfreude, aber kaum den Blutdruck.

Leichtathletik

Alle Arten können versucht werden. Im Einzelfall sind Langstreckendisziplinen wie Marathonlauf oder 50-km-Gehen ungünstig. Im Zweifelsfall ausprobieren.

Vorteilhaft sind jene Disziplinen, für die man Kraft, Tempo und Intervalltraining braucht.

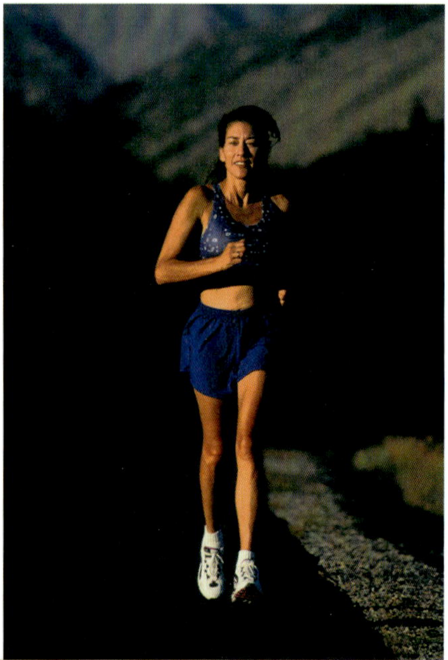

Langstreckenläufe sind eher ungünstig.

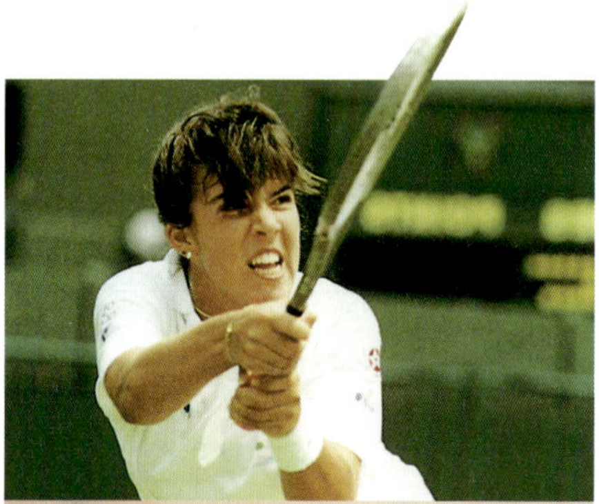

Kraftvoll gespieltes Tennis unter Wettkampfbedingungen hat im Vergleich zum „Gesellschafts-Tennis" günstige Wirkungen auf niedrigen Blutdruck.

Tennis + Badminton

Spielsportarten mit intervallartigen Belastungen, daher günstig. Der Amateurspieler sollte sich allerdings keinen sonderlichen Trainingsgewinn hinsichtlich der Ausdauer versprechen.

Squash und Tischtennis

Schnelle, ausgesprochen aggressive Sportarten. Fördern Konzentration und Reaktionsschnelligkeit. Kein besonderer Ausdauereffekt.

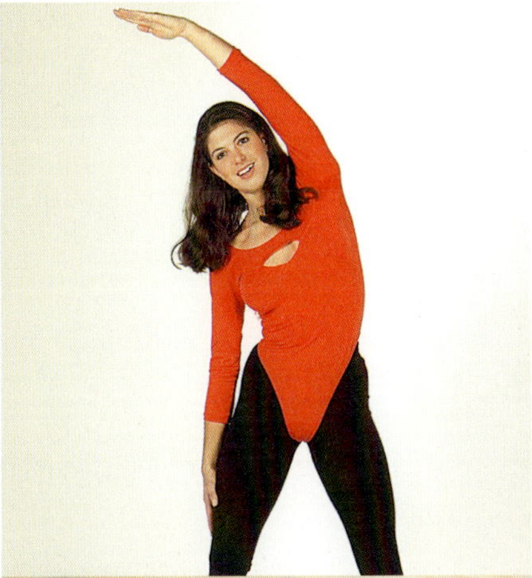

Gymnastik – Alltag für Niederdruckpatienten.

Gymnastik

Eher etwas für den Alltag des Niederdruckpatienten als regelmäßige Morgengymnastik mit anschließendem Trockenbürsten. Empfehlenswert auch als vorbereitende Skigymnastik, Zirkel- und Krafttraining.

Reiten

Zeitigt keine Trainingswirkungen. Günstig sind im Einzelfall die „Freude am Pferd" und die seelische Entspannung. Achtung: Reiten gilt als gefährliche Sportart – 20-mal gefährlicher als Motorradfahren! – im Durchschnitt ist pro 350 Stunden Reiten mit einem Unfall zu rechnen.

Geräteturnen

Keine Ausdauerwirkung. Günstig für Muskulatur, Konzentration und Koordination.

Eislauf und Roller-Skating

Seelische Entspannung, wenig Trainingswirkung.

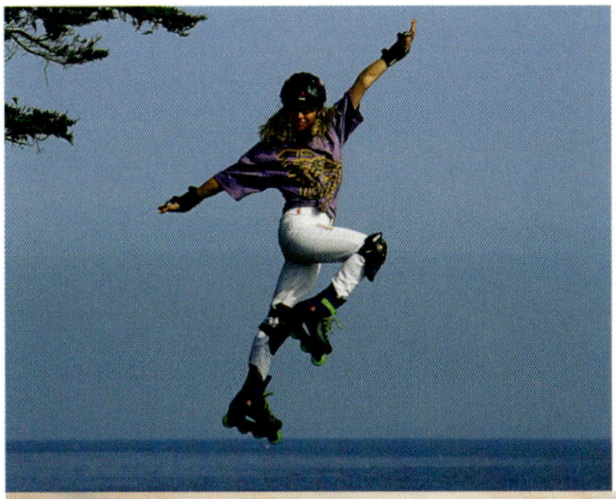

Wenig Trainingswirkung.

Eisschießen, Curling

Verbessert die Gemütsruhe. Kein Trainingseffekt.

Rodeln

Günstig nur, wenn man die Rodel bergauf zieht.

Bowling, Kegeln

Fördert die Geselligkeit. Kein Trainingseffekt.

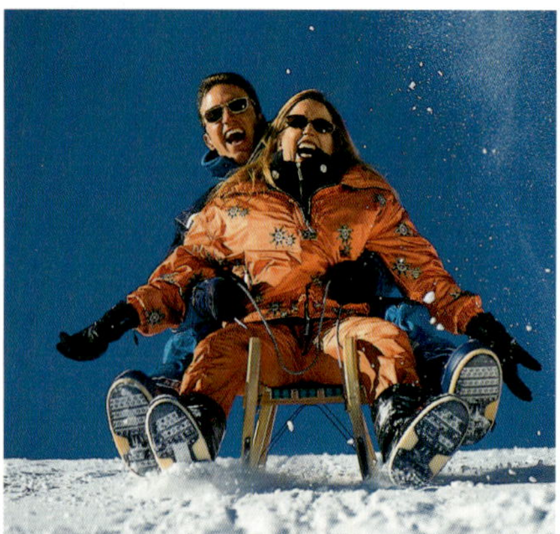

Man muss die Rodel auch bergauf ziehen – dann wirkt's!

Rudern und Kanu

Günstig, wenn es mit hohem Krafteinsatz betrieben wird. Rudern fördert mehr die Beinmuskeln, Kanufahren mehr die Armmuskeln.

Segeln

Entspannung und Freude. Kein Trainingseffekt.

Surfen

Benötigt hohen isometrischen Kraftaufwand, was sich günstig auf den niedrigen Blutdruck auswirkt.
Ebenso günstig ist der Kontakt mit kaltem Wasser. Verboten ist Surfen, wenn man zu Ohnmachten neigt – Gefahr des Ertrinkens.

Tanzen

Begeisterte Tänzer, die regelmäßig trainieren, dürfen sich beträchtliche Auswirkungen auf die Kondition erwarten.

Ohne Training sind nur Entspannung und Geselligkeit zu erwarten.

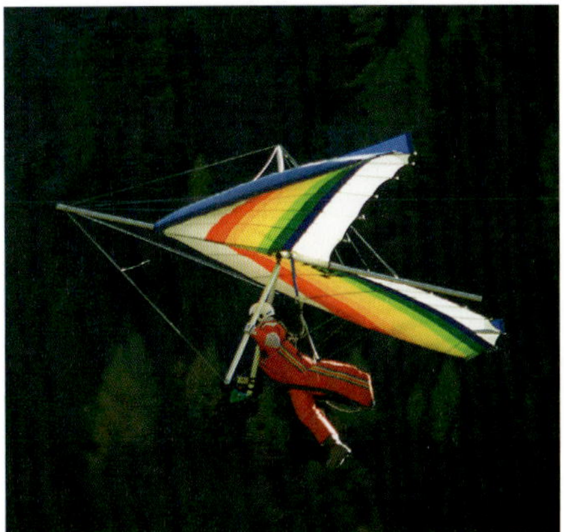

Drachenfliegen ist gefährlich – vor allem, wenn man zu Ohnmachtsanfällen neigt!

Drachenfliegen

Keine günstigen Auswirkungen. Nicht zu empfehlen. Verboten bei Neigung zu Ohnmachten.

Kampfsportarten

Judo, Karate, Ringen, Boxen, Taekwondo fordern intervallartige Belastungen und trainieren Konzentration und Koordination. Die intervallartigen Belastungen im Training, Gymnastik, Krafttraining und Übungen der Konzentration sind besonders wertvoll.

Fechten

Sehr empfehlenswert durch Konzentration, Muskelanspannung, vertiefte Atmung und explosionsartige Spitzenbelastungen. Führt zu Blutdrucksteigerung.

Schwerathletik und Gewichtheben

Führt zur Kräftigung der Muskeln und Festigung der in den Muskeln liegenden Venen. Empfehlenswert.

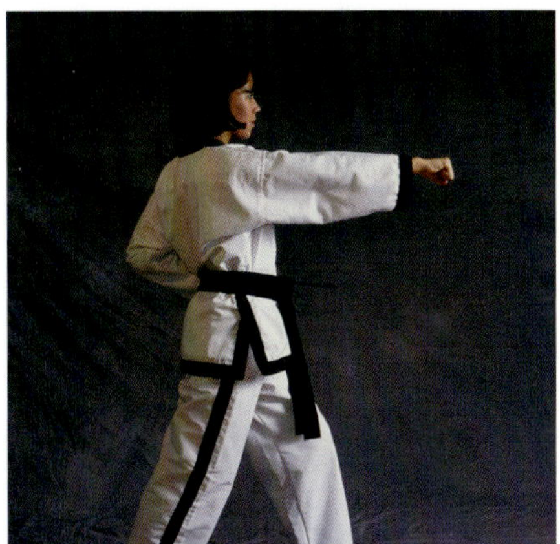

Intervallartige Belastungen sind besonders wirkungsvoll.

Sehr empfehlenswerte Sportarten bei niedrigem Blutdruck	Joggen, Wandern, Bergwandern, Radfahren, Squash, Tischtennis, Fechten, Kampfsport, Skilanglauf
Empfehlenswerte Sportarten	Ski alpin, Spielsportarten, Schwimmen, Surfen, Gymnastik, Rudern, Kanu, Leichtathletik, Schwerathletik
Mögliche günstige Auswirkungen	Tennis, Badminton, Tanzen, Geräteturnen
Ungünstig oder ohne Auswirkungen	Reiten, Drachenfliegen, Segeln, Bowling, Kegeln, Curling, Rodeln, Eislaufen, Roller-Skating

Sport & Unterdruck „kompakt“

Worauf man achten soll

Wadenmuskelpumpe

Atmung

Ausdauertraining

Krafttraining

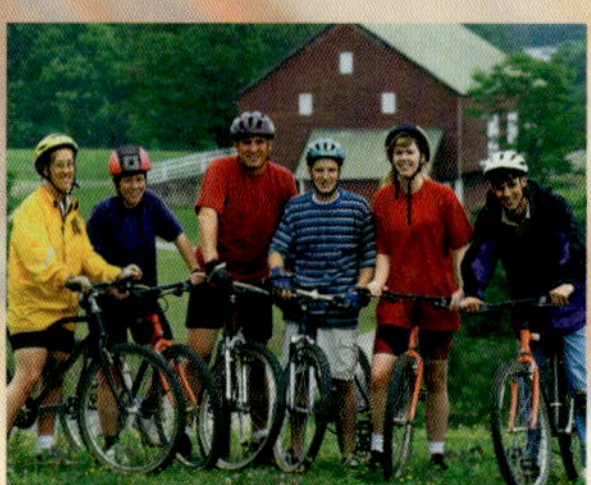

Ideal:
täglich Sport von 30 – 60 Minuten Dauer

Kompromiss:
täglich 2-mal 15 Minuten Gymnastik,

an einem Wochentag 1 Stunde Sport,

am Wochenende 1 – 2 Stunden Gehen, Bergwandern, Radfahren o. a.

Ausdauersport immer nur mit betontem Kraftaufwand: Wandern, Gehen, Laufen, Radfahren, Schwimmen, Bergwandern, Skilanglauf, leichte Spiele ohne Wettkampfcharakter

Wasser, Bewegung und Kuren bei niedrigem Blutdruck

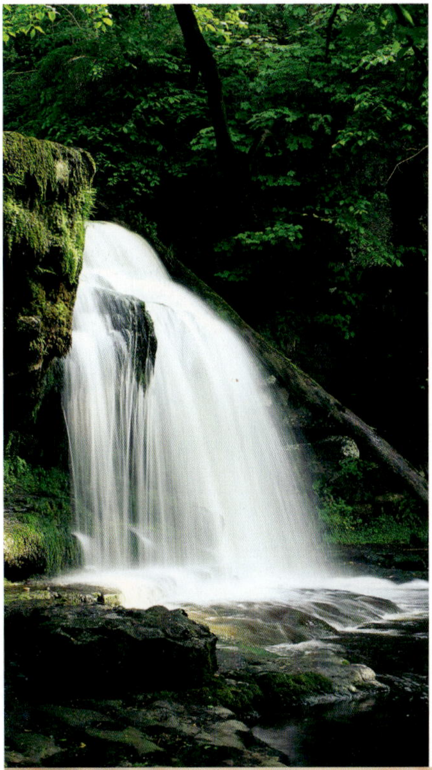

Wasser – in vielen Variationen günstig bei niedrigem Blutdruck.

Sofern es keine triftigen Gegengründe gibt, lassen sich Wasser, Bewegung und Kur sehr gut als Waffen gegen Unterdruck einsetzen.

Der Erfolg einer „physikalischen" Behandlung ist gewöhnlich erst nach 4 – 6 Wochen erkennbar, sodass Kontrolluntersuchungen durchaus so lange Zeit haben. Dasselbe gilt auch für psychotherapeutische Maßnahmen.

Wasser

Kalte oder wechselwarme Teilbäder

Als Armbad oder Fußbad: kaltes Bad von 10 – 30 Sekunden Dauer, dann Aufwärmen über 3 – 5 Minuten. Mehrmals wiederholen.

Kneipp-Anwendungen

➔ Kneipp'sche Güsse: Beginn mit Knieguss/Schenkelguss, langsam bis zum Vollguss steigern. Vor jeder Behandlung muss der Körper gut aufgewärmt sein.

➔ Wassertreten.

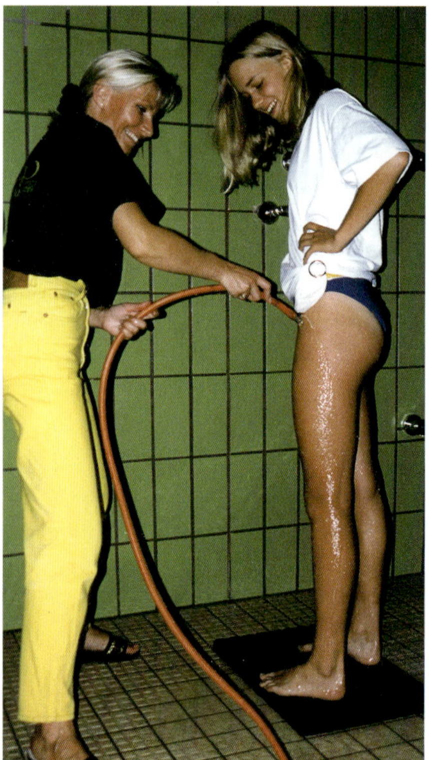

Oberschenkelguss

➔ Kühles Armbad: Kann auch zwischendurch, zu Hause oder am Arbeitsplatz durchgeführt werden.

Siehe Anhang „Kneipp-Anwendungen", ab Seite 87.

Trockenbürsten

Mit einer weichen Bürste bürstet man von den Füßen bis zu den Hüften, anschließend die Arme und arbeitet sich dann in Richtung Herz vor. Kann vom Patienten selbst gemacht werden.

Sauna

Im Einzelfall kann davon eine Verbesserung der Blutdruckregulation, des Wärmehaushaltes und der inneren Stabilität erwartet werden.

Bei der Sauna steht jedoch immer der „Wohlfaktor" im Vordergrund. Entscheidende Änderungen der „Gesundheit" sind durch Sauna jeglicher Art nicht zu erhoffen.

Bewegung

Ein regelmäßiges körperliches Training mit langsam ansteigender Belastung verbessert allgemein die Herz-Kreislauf-Regulation. Für ein Training am

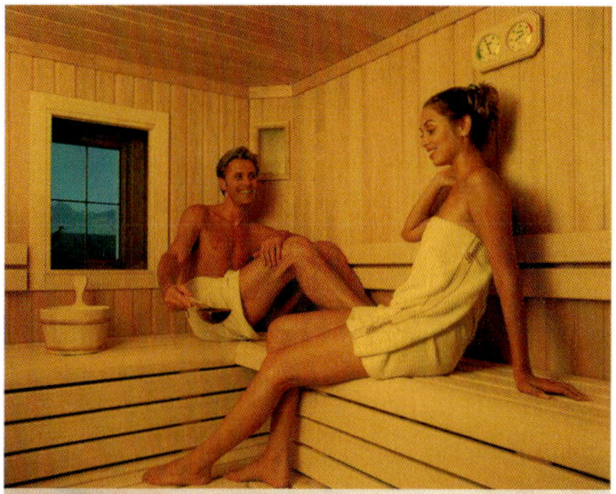

Sauna schafft Wohlbefinden, aber keinen höheren Blutdruck.

Ergometer muss man vorher die persönliche Belastbarkeit ermitteln. Ist das geschehen, kann man mit 1- bis 2-mal 20 Minuten pro Tag beginnen.
Günstig sind jeweils 3 Minuten Belastung und 3 Minuten Pause.

Wer lieber Gymnastik macht, sollte 2-mal 10 Minuten pro Tag trainieren, vorsichtig dosieren und langsam steigern.

Jede aktive Übungstherapie zielt auf die Kräftigung der Beinmuskulatur und damit auf die Verbesserung des Blutrückstroms in den Venen: Gymnastik, Laufen, Radfahren und Schwimmen. Zu bevorzugen ist Intervalltraining, da infolge der dadurch ausgelösten Blutdruckschwankungen die normale Blutdruckregulation verbessert, „trainiert" werden kann. Auch isometrisches Krafttraining wirkt sich positiv aus, wobei man über die Art der Übungen von Fall zu Fall entscheiden muss.

Schließlich ist daran zu denken, dass auch Entspannungsübungen wie Atemgymnastik und Yoga sich vorteilhaft auf eine verbesserte Blutdruckregulation auswirken können.

Näheres siehe unter „Sport", Seite 50.

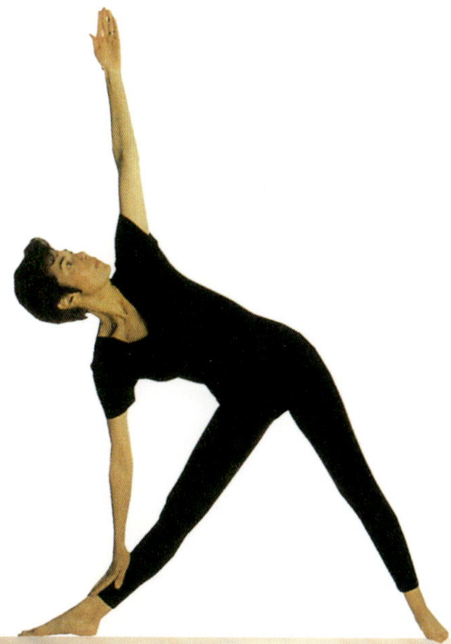

Tägliche Gymnastik hilft dem Blutdruck auf die Sprünge.

Kur

Der Nutzen einer Kur ergibt sich als Folge günstiger Klimaverhältnisse, aus einem geregelten Tagesablauf fern des Alltags und aus gezielten, sich immer wiederholenden Anwendungen. Bei jeder erfolgreichen Kur ist das Ganze größer als die Summe der Einzelteile.

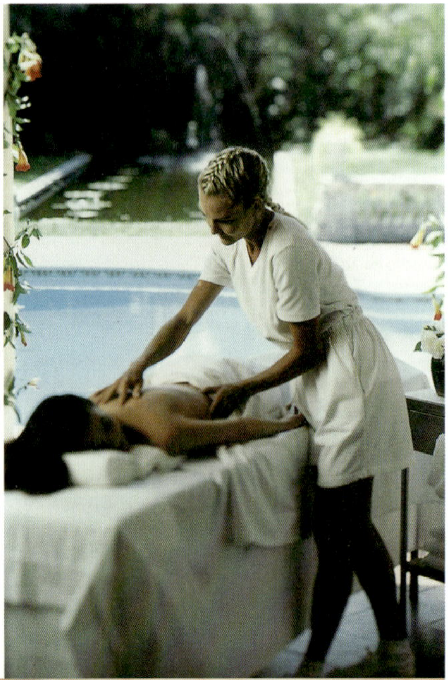

Entspannungsmassagen sind gegen niedrigen Blutdruck nur selten hilfreich.

Kuraufenthalte am Meer (Nordsee, Ostsee, Atlantik) eignen sich für Patienten mit einer fehlerhaften Blutdruckregulation.

Kneipp-Kuren im Mittelgebirge oder Kuren bzw. Aufenthalte im Hochgebirge sind günstig für reaktionsschwache Patienten.

Terrain-Kuren, Bäderkuren und Badetherapie sind im Einzelfall von zweifelhaftem Wert, da der niedrige Blutdruck zu einem scheinbar wichtigen Krankheitsbild aufgewertet wird.

Kuraufenthalte mit rein passiven Anwendungen, z. B. Massagen und Wannenbäder, haben auf den niedrigen Blutdruck fast immer eine negative Wirkung. Im Kurgeschehen sollte die persönliche Aktivität, mit Schwung und Kraft, im Vordergrund stehen.

Alltag, Urlaub und Lebensstil

Günstig ist ein aktiver Lebensstil. Menschen mit niedrigem Blutdruck sind oft müde, passiv und wünschen sich mehr Ruhe. Diesem Wunsch nach Ruhe nachzugeben, kann verhängnisvoll sein, da durch Ruhe die Müdigkeit noch größer wird.

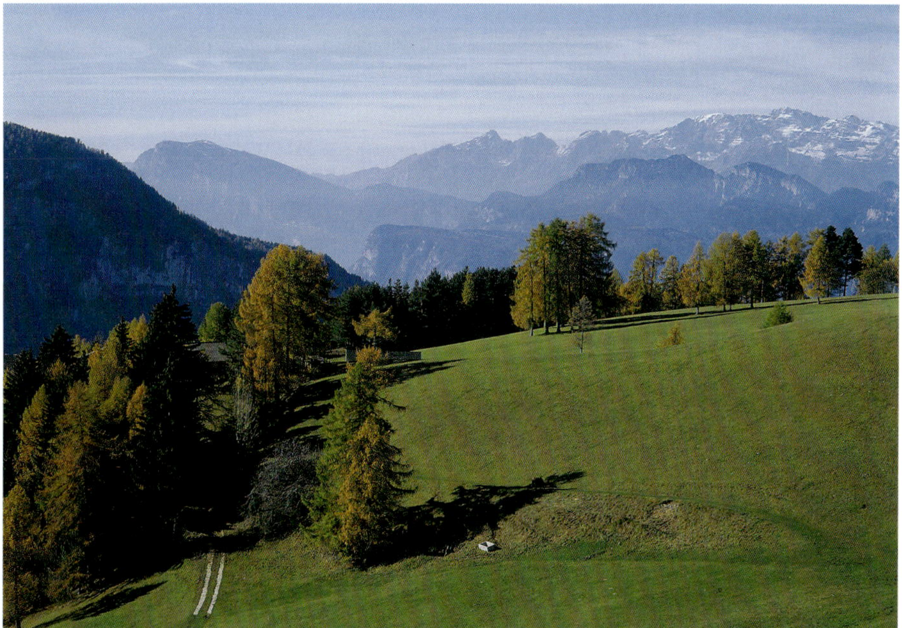

Mittel- und Hochgebirge sind ideale Regionen für Niederdruckpatienten.

Jede körperliche Aktivität regt den Kreislauf an und vertreibt die Müdigkeit. Und ist einmal die richtige innere Einstellung programmiert, erwachen neue Kräfte.

Wer unter Krampfadern leidet, soll sich Kompressionsstrümpfe oder eine entsprechende Stützstrumpfhose anpassen lassen. Ein Hängebauch kann mit einer Leibbinde gebändigt werden – was sich günstig auf den Unterdruck auswirkt. Für ganz schwere Fälle von Unterdruck mit ständigen Symptomen steht als letzte Rettung ein aufblasbarer Druckanzug („Antigravity suit") zur Verfügung.

Wichtig ist, Aggressionen und Hemmungen abzubauen. Die Verträglichkeit von Stress lässt sich durch eine richtige Einstellung zum Leben verbessern, autogenes Training und Yoga können dabei hilfreich sein.

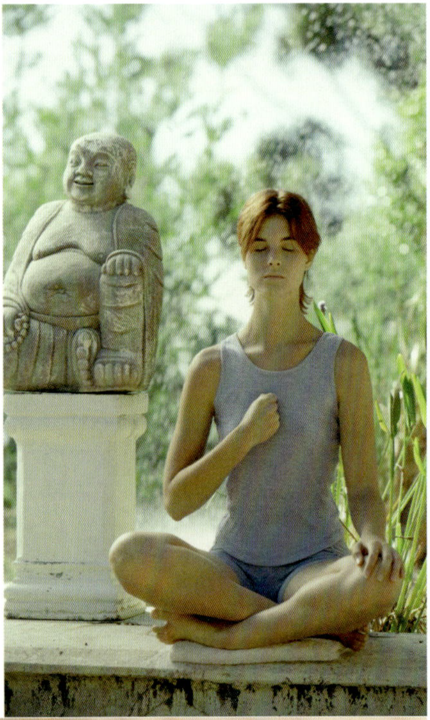

Yoga und autogenes Training bauen Stress ab.

Rauchen ist ungünstig. Größere Mengen Alkohol wirken sich nachteilig aus, im Einzelfall können kleine Mengen Alkohol, wie etwa Sekt zum richtigen Zeitpunkt getrunken, das beste Blutdruckmittel sein.

Der Tag für den Niederdruckpatienten sollte mit Gymnastik zur Anregung des Kreislaufes beginnen. Danach folgen die kalte Dusche und anschließendes Trockenbürsten.

Auch im Urlaub ist Aktivität angesagt und nicht Braten unter südlicher Sonne. Empfehlenswert sind alle Zonen mit Reizklima wie kühle Meeresstrände, Mittelgebirge und Hochgebirge.

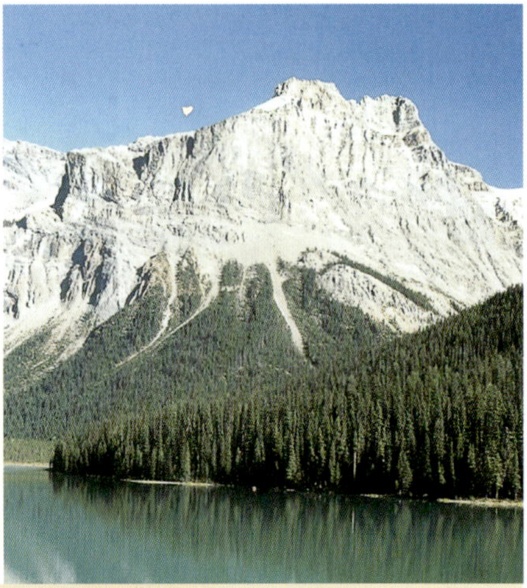

Ein Bad im kühlen Bergsee – da geht der Blutdruck in die Höhe.

Sex und niedriger Blutdruck

Die möglichen Probleme sind so lange als gering einzustufen, so lange die sexuelle Aktivität andauert, da Sex bekanntlich den Blutdruck hebt.

Schwierigkeiten drohen Menschen mit Niederdruck dagegen in der Entspannungsphase. Dies zu beachten kann vor unliebsamen Folgen (Schwarzwerden vor den Augen mit Stürzen beim plötzlichen Aufstehen) schützen. Große Mahlzeiten und Alkohol können das Problem verschlimmern.

Auf ein höheres Gefährdungsniveau kommt man dagegen bei der Einnahme medikamentöser Erektionshilfen vom Typ Viagra. Dieses Medikament kann den Blutdruck nochmals senken, ebenso wie das neu auf den Markt gekommene und 24 Stunden lang wirkende Präparat „Cialis".

Erhebliche Gefahren drohen dem herzkranken Anwender, der gleichzeitig Mittel vom Typ „Nitroglyzerin" einnimmt bzw. ähnliche als „NO-Donatoren" bezeichnete Mittel verwendet. Dann gibt es im Einzelfall dramatische Blutdruckabstürze mit Schock und Bewusstlosigkeit: Der Patient befindet sich plötzlich in Lebensgefahr und muss schleunigst in eine Intensiveinheit verbracht werden.

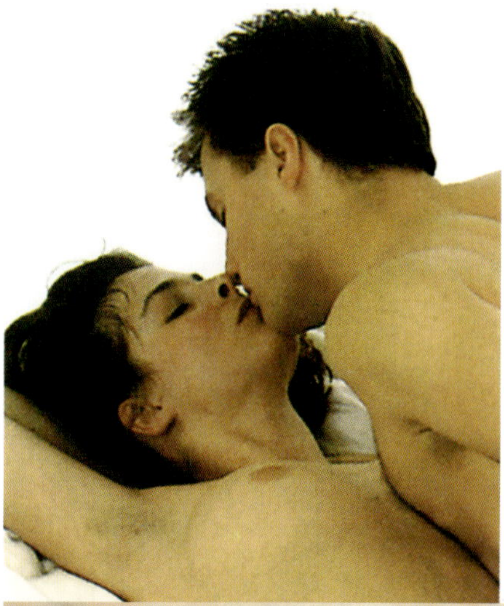

Niedriger Blutdruck ist kein Hemmnis für Sex, kann aber zum Problem werden. Vorsicht bei Viagra und Cialis!

Autofahren und niedriger Blutdruck

Mit Ausnahme akuter brenzliger Fahrsituationen (Ausweichmanöver, gewagtes Überholen) wirken längere Autofahrten blutdrucksenkend.

Ist der Ausgangsblutdruck schon recht niedrig, kann sich ein Blutdruckdurchschnitt einpendeln, der mit hoher Aufmerksamkeit und Wachheit nicht immer ganz in Einklang zu bringen ist. Verschlimmernd wirken hohe Temperaturen im Auto, Schwüle und Eintönigkeit.

Ebenso abträglich sind dem Blutdruck aber auch ein voller Bauch einerseits und ein leerer Magen andererseits. Alkohol in jeder Form und Menge kann zu einem kritischen Unterdruck führen.

Vorbeugung: Kleine Mahlzeiten und Pausen spätestens nach 2 Stunden Fahrzeit. In diesen Pausen sollte man rasch auf und ab gehen und etwas isometrische Gymnastik („Recken und Strecken") machen.

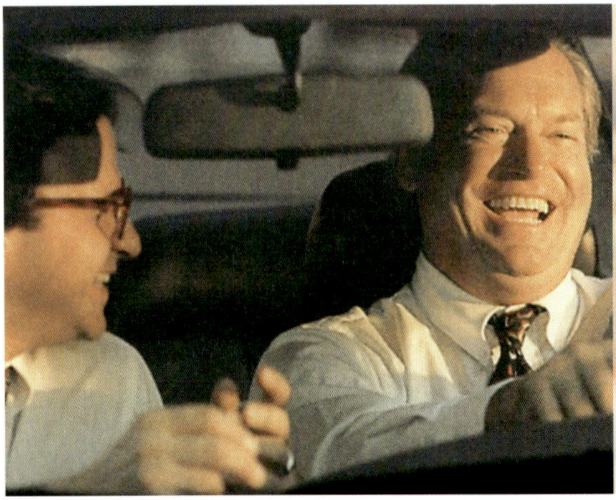

Für den Unterdruckpatienten kann ein unterhaltsamer Beifahrer eine wirksame Stütze sein.

Der Unterblutdruck als Symptom

Der Unterdruck als Symptom bei sonst gesunden Menschen

Zu niedrige Blutdruckwerte im Liegen bezeichnet man als „konstitutionelle Hypotonie".
Man findet diese Form vor allem bei Jugendlichen und wenig trainierten Menschen mit zartem oder „leptosomem" Körperbau.

Gleichzeitig bestehen meist deutliche Zeichen einer besonderen Empfindlichkeit des inneren Nervensystems wie kühle, feuchte Hände und Füße, beschleunigter oder auch verminderter Puls. Geklagt wird über eine verminderte körperliche Leistungsfähigkeit, Müdigkeit oder auch einen ungerichteten Schwankschwindel. Diese Beschwerden sind häufig in den Vormittagsstunden stärker ausgeprägt als in den Nachmittags- oder Abendstunden.

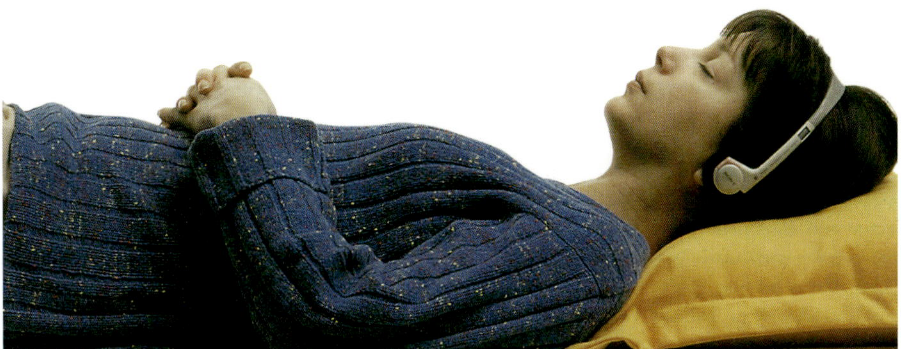

Im Einzelfall kann Entspannung – wenn's sein muss auch mit Musik – zur Verbesserung der Blutdruckregulation beitragen.

Entscheidend ist die Messung des Blutdruckes im Stehen. Hierbei zeigt sich ein bedeutsamer Blutdruckabfall von mehr als 20 beim 1. Wert und mehr als 10 beim 2. Wert, ohne dass dadurch Symptome von Seiten des Herzens oder Gehirns ausgelöst werden. Der Pulsschlag steigt stark an.

Leitsymptome sind niedrige erste und zweite Blutdruckwerte im Liegen und Stehen mit begleitenden Zeichen eines reizbaren inneren Nervensystems.

Die Sicherung der Diagnose erfolgt durch den Schellong-Test. Die Werte für Blutsalze („Elektrolyte“) und Kortison sind im Normalbereich.

Der Unterdruck bei älteren Menschen

Einem Großteil älterer Menschen macht der Bluthochdruck Beschwerden und dieser ist der häufigste Grund für eine Medikamenteneinnahme „im Alter“.

Bei 20 % aller Menschen über 65 Jahre dagegen tritt **Unterdruck** auf und 50 % der davon Betroffenen klagen über Beschwerden.

Die Ursachen für diesen Unterdruck sind Herzschwäche, Flüssigkeitsmangel, Verlust der Elastizität in den Gefäßwänden, Nervenstörungen wie z. B. bei

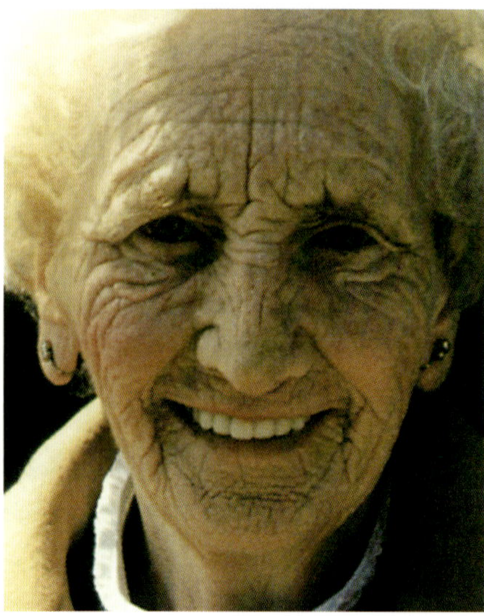

Der größere Teil der älteren Menschen hat Probleme mit Bluthochdruck. Ca. 1/4 aller Senioren aber leidet unter den Folgen von niedrigem Blutdruck.

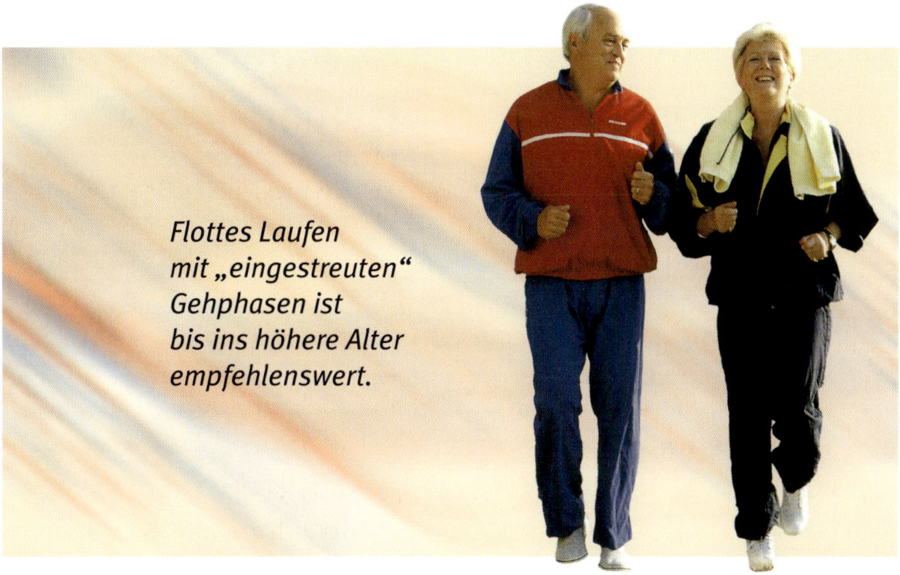

Flottes Laufen mit „eingestreuten“ Gehphasen ist bis ins höhere Alter empfehlenswert.

Diabetes und ärztliche Maßnahmen durch Verschreibung von blutdrucksenkenden Mitteln und Entwässerern.

Die Betroffenen klagen über

- Schwarzwerden vor den Augen
- Kollapsneigung
- Stürze am Morgen unmittelbar nach dem Aufstehen, nach Mahlzeiten, beim Aussteigen aus dem Bad
- Müdigkeit, Schwächegefühl und Leistungsabfall

Der Senioren-Unterduck ist leider nicht harmlos, vielmehr komplikationsträchtig vor allem als Ursache von Stürzen mit weitreichenden Folgen – besonders des Schenkelhalsbruches.

Behandlung

- Jeden Lagewechsel langsam vornehmen
- Langes Stehen vermeiden
- Behandlung der Grundkrankheit
- Regelmäßiges Überprüfen der einzunehmenden Medikamente
- Tragen von Kompressionsstrümpfen
- Wasserbehandlung (Hydrotherapie)
- Physikotherapie mit Turnen und Gymnastik

Der Unterdruck bei Unterfunktion der Nebennierenrinde

Die **Addison'sche Krankheit** ist nicht häufig, sie kann aber lebensbedrohend werden und wird öfter lange nicht erkannt. Etwa 10 von 100.000 Einwohnern leiden an „Morbus Addison“. Der Erkrankungsgipfel liegt zwischen dem 3. und 5. Lebensjahrzehnt, vom „Immun-Addison“ sind mehr Frauen als Männer betroffen.

Die Grundlage der Störung ist ein Mangel der Hormone Aldosteron und Kortison aufgrund einer Störung der Nebennierenrindenfunktion.

Als häufigste Ursache dieser gestörten Funktion liegt eine Entzündung der Nebennierenrinde vor, hervorgerufen durch Abwehrkörper, welche der Organismus gegen sein eigenes Organ Nebenniere erzeugt.
Diagnostisch gesichert wird das Krankheitsbild durch die Bestimmung der „Autoantikörper“ gegen die „21-Hydroxylase“.

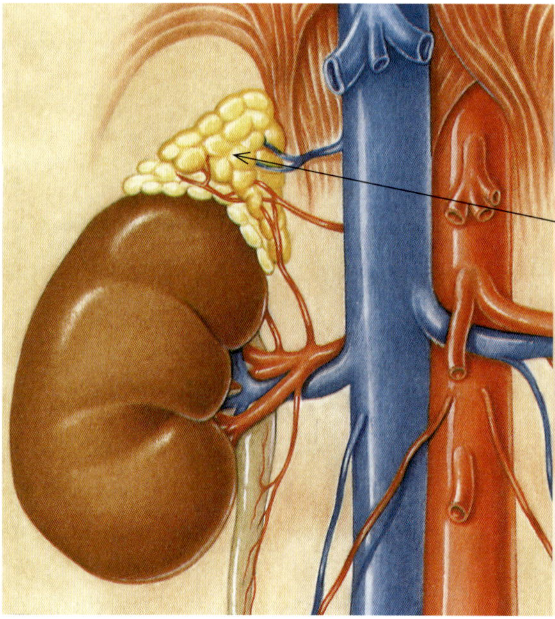

Die dreieckige Nebenniere sitzt dem oberen Nierenpol kappenförmig auf.

Beweisend für die Addison-Krankheit selbst ist der „ACTH-Kurztest“, ein Labortest, der sich mit 3 Blutabnahmen über 1 Stunde hinzieht.

Symptome

Sie sind wegweisend und erlauben gerade in der „Addison-Krise“ ein rasches Handeln. Grundsätzlich muss man zwischen den Symptomen einer chronischen, schleichend verlaufenden Erkrankung und denen einer Addison-Krise unterscheiden.

Addison-Symptome

Symptome	Häufigkeit in %
Schwäche, Müdigkeit	95 – 100
Verstärkung der Hautpigmentierung	95 – 100
Gewichtsverlust	95 – 100
Übelkeit	90
Unterblutdruck	90
Erbrechen	85
Unterzuckerung	60
Bauchschmerzen	35
Salzhunger	20
Muskelschmerzen	15

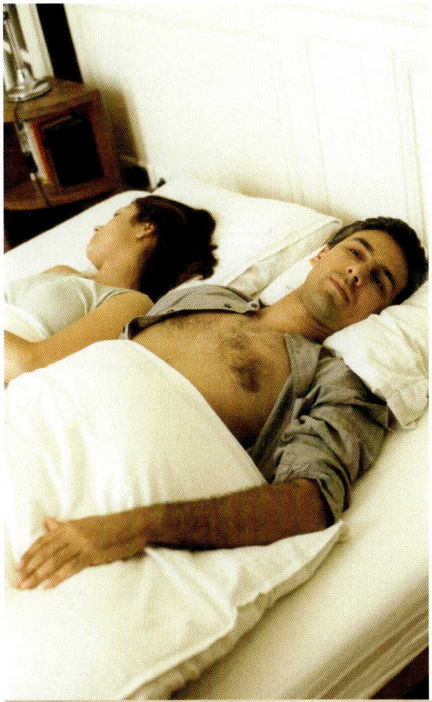

Schwäche und Müdigkeit sind Leitsymptome der Addison'schen Krankheit.

In der Addison-Krise ist der körperliche Zustand stark reduziert, Magen-Darm-Beschwerden mit Übelkeit, Erbrechen, Durchfällen und Symptomen einer Bauchfellentzündung stehen im Vordergrund. Auffallend sind sehr niedriger Blutdruck bis zum Schock, Unruhe, Schläfrigkeit, eventuell Verwirrtheit.

Beim chronischen Verlauf, besonders zu Erkrankungsbeginn, stehen Schwäche, Müdigkeit, **niedrige Blutdruckwerte,** zunehmende Pigmentierung von Haut und Schleimhäuten, Gewichtsverlust, Magen-Darm-Beschwerden und Salzhunger im Vordergrund.

In vielen Fällen kommt die Addison'sche Erkrankung gemeinsam mit anderen Funktionsstörungen hormonerzeugender Organe wie Schilddrüse, Bauchspeicheldrüse und Eierstöcke vor. Demgemäß sind Zuckerkrankheit und Schilddrüsenunterfunktion häufige Zusatzkrankheiten.

Leitsymptome sind Gewichtsverlust, Schwäche, **Unterdruck** und Unterzuckerung.

Die Sicherung der Diagnose erfolgt durch Hormonanalysen: ACTH erhöht, Kortison erniedrigt oder nicht messbar. Negativer ACTH-Test.

Die **wesentliche Behandlung** besteht in der Dauereinnahme von Kortison und Mineralokortikoiden. Bei kurzfristigen Belastungen (anstrengende Wanderungen, Zahnextraktion, lange Flugreise, Prüfungen) kann für den jeweiligen Tag die Kortison-Dosis verdoppelt werden.

Die Addison-Krise ist lebensbedrohlich und wird notfallsmäßig in einer Intensiveinheit behandelt.
Wird die Addison-Krankeit korrekt behandelt, ist mit einer völligen Wiederherstellung und einer normalen Lebenserwartung zu rechnen.

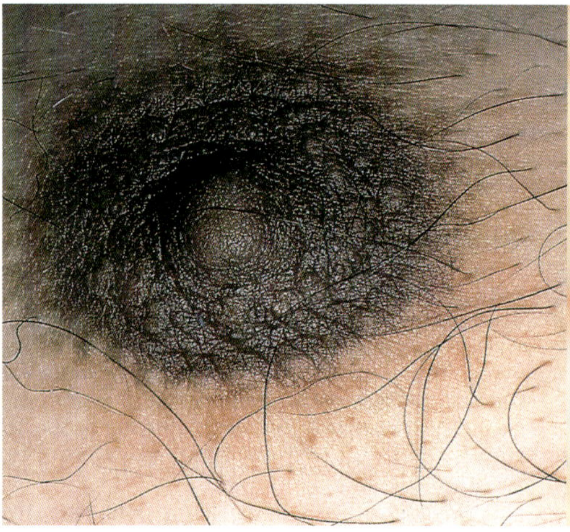

Starke Pigmentierung der Brustwarze bei Morbus Addison.

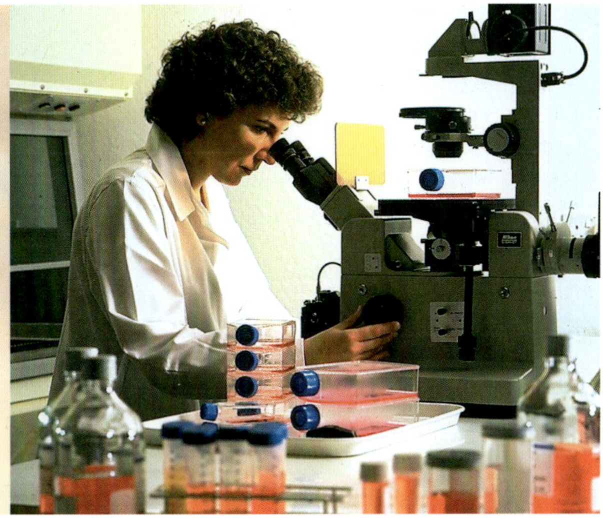

Das Labor ist unverzichtbar für die Diagnose.

Der Unterdruck als Symptom eines Ausfalls der Hirnanhangsdrüse

Bestehen neben den Zeichen der Addison-Krankheit auch Hinweise auf eine Unterfunktion der Hirnanhangsdrüse (= Hypophyse), so ist an eine massive Hormonmangelkrankheit, den „Panhypopituarismus" zu denken. Bei solchen Patienten kann sich auch ein Unterdruck einstellen.

Die Behandlung besteht in der lebenslangen Gabe der fehlenden Hormone.

Der Unterdruck als Symptom einer Nebennierenschwäche

Symptome treten auf als Folge eines Mangels am Hormon Aldosteron. Dieses Hormon wird so wie Kortison in der Nebennierenrinde produziert.

Zu Mangelzuständen bei dieser Krankheit kommt es entweder angeboren oder nach Operationen an der Nebenniere – beispielsweise nach der Entfernung Aldosteron-produzierender Tumoren. Zu einem Mangel kann es auch

nach Langzeitgabe von Heparin kommen. Am häufigsten aber sieht man den Hormonmangel bei Zuckerkranken mit leichtgradiger Nierenschwäche.
Die Patienten klagen unter Beschwerden im Stehen und haben eine stoffwechselbedingte Übersäuerung des Blutes (Azidose). Die Produktion von Kortison ist ungestört.

Leitsymptome sind Unterblutdruck im Stehen, erhöhtes Blutkalium, Übersäuerung.

Die **Sicherung der Diagnose** erfolgt durch Laborproben und Hormonanalysen (Kortison und ACTH normal, Aldosteron vermindert).

Die **Behandlung** besteht in der lebenslangen Einnahme der fehlenden Hormone.

Der Unterdruck als Symptom einer Nebennierengeschwulst

Wuchern bestimmte Zellen des Nebennierenmarks, die „chromaffinen" Zellen, so entwickelt sich ein Tumortyp, der als „Phäochromozytom" bezeichnet wird. Dieser Tumor fällt auf durch eine ungesteuerte, häufig exzessive Produktion und Ausschüttung der Stresshormone, auch als „Katecholamine" bezeichnet. Bekannter sind diese Hormone als Adrenalin und Noradrenalin.

Bei einem Teil der Patienten führt dies zu anfallsartigen Blutdruckkrisen, begleitet von Kopfschmerzen, massivem

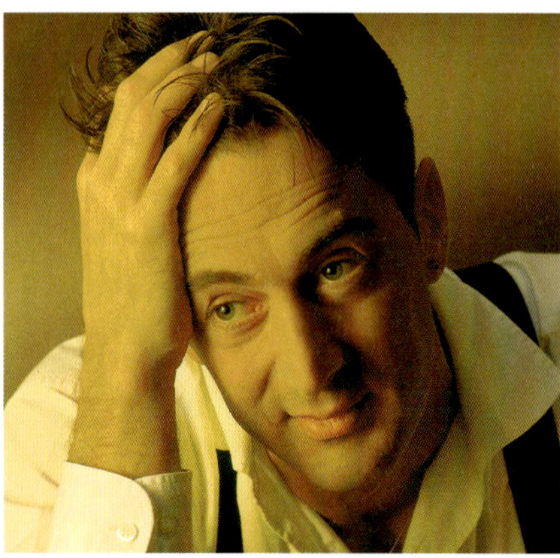

*Kopfschmerzen,
Herzklopfen,
Beklemmungen!*

Schwitzen, Herzklopfen, Unruhe, Beklemmungsgefühl im Brustkorb oder Bauchschmerzen. Gleichzeitig kann es zu Übelkeit und Erbrechen kommen. Solche Anfälle können wenige Minuten bis mehrere Stunden andauern. Bei etwa 2/3 der Patienten besteht auch im anfallsfreien Intervall ein andauernder, medikamentös schlecht einstellbarer Bluthochdruck.

Aufgrund der verminderten Blutmenge und der abgeschwächten Reflexe kann es aber auch zu einem deutlichen, orthostatisch bedingten Unterblutdruck kommen. Herzrhythmusstörungen sind häufig, ebenso aber auch EKG-Veränderungen, ohne dass Hinweise auf eine Minderdurchblutung des Herzmuskels oder einen Infarkt bestünden. Eine gleichzeitige Störung des Zuckerstoffwechsels ist auf eine Hemmung der Insulinproduktion und eine vermehrte Zuckerneubildung in der Leber zurückzuführen.

Phäochromozytome können familiär gehäuft auftreten, alleine oder in Kombination mit anderen geschwulstbedingten Störungen der Hormonorgane.

Leitsymptome sind Herzbeschwerden und Folgen des gestörten inneren Nervensystems, wechselndes Blutdruckverhalten, meist Hochdruck mit Phasen des Unterdruckes.

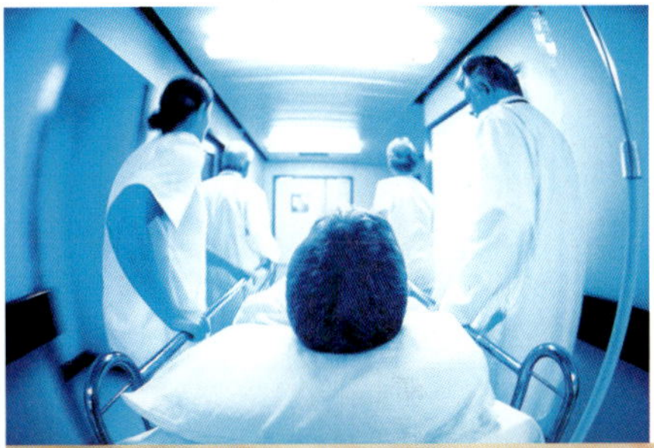

Eine Operation ist die einzig mögliche Behandlung.

Gesichert wird die **Diagnose** durch die Bestimmung der Katecholamine im Blut sowie CT und Magnetresonanz der Nebenniere.

Behandlung: Behandelt wird das Phäochromozytom in der Regel durch eine Operation.

Der Unterdruck als Symptom der Karzinoid-Krankheit

Bestimmte Zellen kommen im gesamten Magen-Darm-Trakt vor und sie erzeugen eine Vielzahl verschiedener Hormone. Die korrekte Bezeichnung für diese hormonproduzierenden Zellen ist „enterochromaffine“ Zellen.

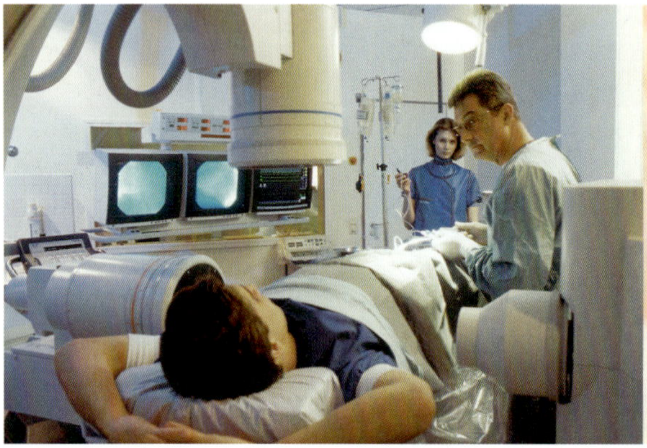

Spezielle Untersuchungen zur Sicherung der Diagnose.

Kommt es unter diesen Zellen zu einer tumorösen Wucherung, können sich Tumoren bilden, die man „Karzinoide" nennt. Solche Karzinoide sind mit mehr als 50 % die häufigsten hormonell aktiven Tumoren im Magen-Darm-Trakt.

Diese Tumoren werden durch eine exzessive Hormonproduktion zum Auslöser von Blutungen, Bauchschmerzen, Darmverschluss und Bindegewebswucherung.

Neben diesen Komplikationen ist das überschießend ausgeschüttete Hormon der Verursacher eines Krankheitsbildes, das man „Karzinoid-Syndrom" nennt. Dieses besteht in einer meist flüchtigen, massiven Gesichtsrötung, „Flush", sowie Durchfallsattacken. Im Verlaufe des Krankheitsbildes können sich auch krankhafte Veränderungen an den Herzklappen sowie Kreislaufstörungen entwickeln. Bindegewebswucherungen mit nachfolgender Schrumpfung zeigen sich vor allem an den Klappen der rechten Herzhälfte.

Beim an den Bronchien ausgebildeten Karzinoid können Flush-Symptome auftreten, die Stunden bis Tage anhalten. Begleitet wird diese Gesichtsrötung von vermehrtem Speichelfluss, Tränenfluss und Gesichtsschwellung.

Leitsymptome sind wechselndes Blutdruckverhalten mit anfallsweisem Unterdruck, Flush und Durchfall. Im Verlauf kommt eine Herzklappenerkrankung hinzu.

Die Sicherung der Diagnose erfolgt durch den Nachweis einer bestimmten Substanz im Harn: 5-Hydroxyindolessigsäure (5-HIES).

Die weitere Diagnostik umfasst CT, MR, Ultraschall, Endoskopie und eventuell Röntgen des Dünndarms und bei Herzgeräuschen den Herzultraschall (Echokardiographie).

Behandlung: Behandelt werden Karzinoide üblicherweise durch Operation.

Der Unterdruck als Symptom des Dumping-Syndroms

Betroffen sind Menschen, denen durch einen operativen Eingriff ein Teil des Magens genommen wurde. Je nachdem, in welcher Zeitspanne nach einer Mahlzeit Beschwerden auftreten, spricht man von einem Früh- oder Spätdumping.

Als Frühdumping bezeichnet man die Symptome, die innerhalb von 30 Minuten nach dem Essen erscheinen. Es bestehen Herzklopfen, schneller Puls, Schweißneigung, Kollapsneigung, selten kommt es zum Kollaps nach dem Aufstehen.

Ausgelöst werden die Symptome durch eine rasche Entleerung des kohlenhydratreichen Mageninhaltes in tiefere Dünndarmabschnitte mit nachfolgender Flüssigkeitsverschiebung in den Darm. Ausgelöst wird dies durch die Freisetzung bestimmter Hormone des Magen-Darm-Traktes und die Erregung gewisser nervöser Reflexe.

Beim Spätdumping können ähnliche Beschwerden 1 1/2 bis 3 Stunden nach sehr kohlenhydratreichen Mahlzeiten auch beim Gesunden auftreten. Durch eine überschießende Insulinproduktion

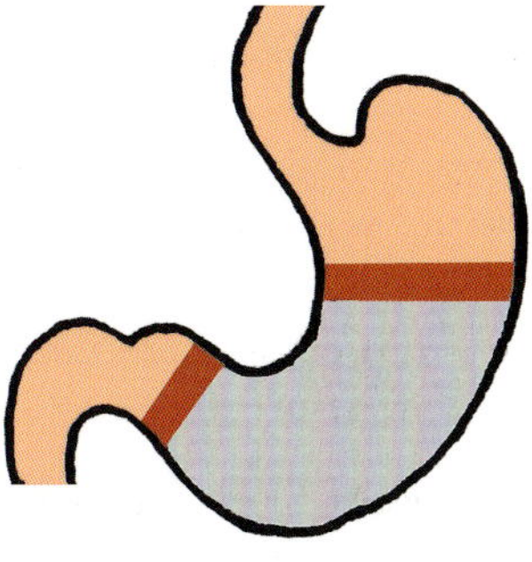

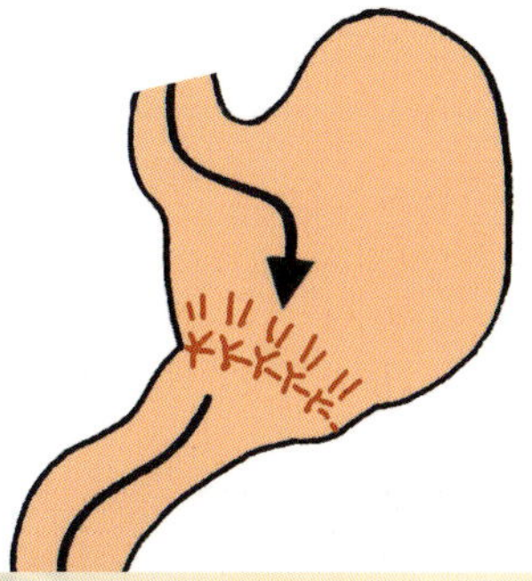

Dumping-Syndrome entstehen nach Magenoperationen.

werden sie nach einem steilen Blutzuckeranstieg ausgelöst, die nachfolgend zu einer Unterzuckerung führt.

Leitsymptome sind Herzklopfen, schneller Puls, Schweißausbruch, **Kollapsneigung,** etwa 30 Minuten nach der Nahrungsaufnahme bei Patienten mit teilweiser Magenentfernung (Frühdumping). Ähnliches gilt 1 1/2 bis 3 Stunden nach sehr kohlenhydratreichen Mahlzeiten für das Spätdumping – das auch bei Gesunden vorkommen kann.

Die Sicherung der Diagnose erfolgt anhand der Symptome und der ärztlichen Untersuchung nach einer Mahlzeit, Endoskopie und Röntgen des Magens. Eine Unterzuckerung nach Nahrungsaufnahme kann durch das Labor nachgewiesen werden.

Bessern bzw. vermeiden lassen sich Dumping-Beschwerden durch eine entsprechende „Esstaktik“, wobei die Aufnahme kleiner Nahrungsmengen und das Vermeiden kohlenhydratreicher Mahlzeiten im Vordergrund stehen.

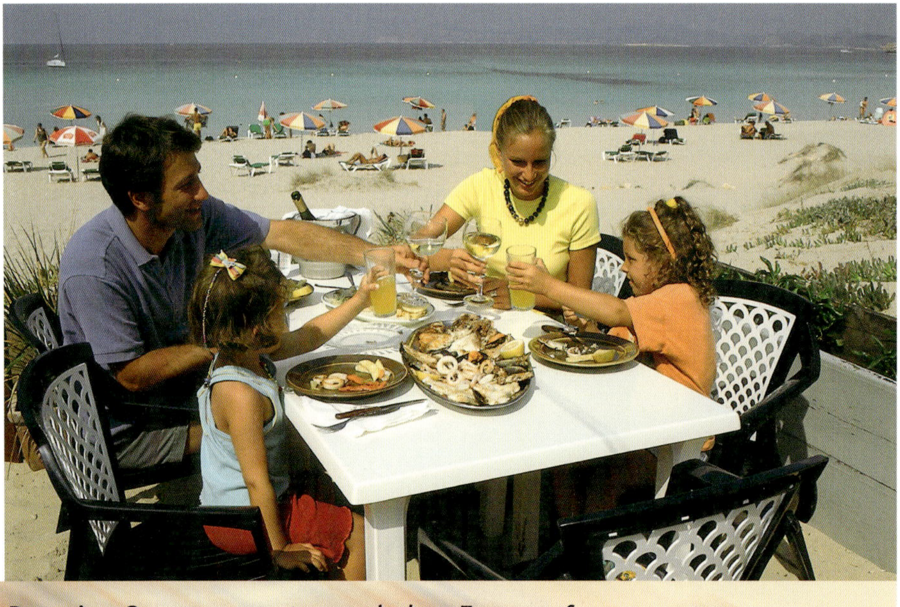

Dumping-Symptome treten nach dem Essen auf.

Der Unterdruck als Symptom einer Nervenkrankheit

Ein seltsames Krankheitsbild beginnt schleichend und meist erst nach dem 50. Lebensjahr. Über einen Zeitraum von mehreren Jahren entwickeln sich zunehmend Symptome eines Versagens des inneren Nervensystems.

Dabei wirkt sich das völlige Versagen der Gefäßregulation mit ausgeprägtem Unterdruck ohne Pulsbeschleunigung am gravierendsten aus. Dies führt mit der Zeit auch zu völliger Unbeweglichkeit, die Patienten können das Haus nicht mehr verlassen.

Ein nicht seltenes Symptom ist auch das Aufhören jeglicher Schweißbildung. Gleichzeitig zeigen sich die Symptome einer Parkinson-Krankheit mit Starre und Bewegungsarmut, während das Zittern weniger stark hervortritt.
Zusätzlich können Gangschwierigkeiten sowie Entleerungsstörungen der Harnblase auftauchen, aber auch die Unfähigkeit, Stuhl und Harn halten zu können. Weiterhin bestehen vermindertes Schwitzen und Störungen bis zum Ausfall der Potenz. Bekannt geworden ist das Krankheitsbild als **Shy-Drager-Syndrom.**

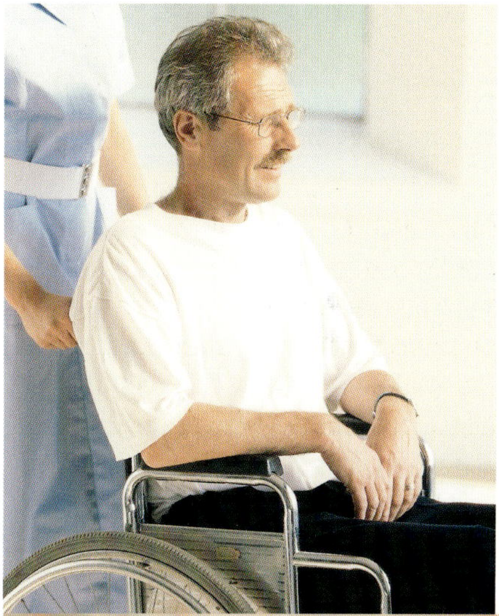

Das Shy-Drager-Syndrom führt zu Unbeweglichkeit.

Leitsymptome sind **Unterdruck** im Stehen, Störungen des inneren Nervensystems und Ausfälle nervöser Reflexe.

Die Sicherung der Diagnose erfolgt durch die Symptome und den Krankheitsverlauf. Erhärtend sind Hormonanalysen des Noradrenalins.

Behandlung: Behandelt werden kann die seltene Krankheit nur von den Symptomen her, also nicht ursächlich. Verwendet werden blutdrucksteigernde Mittel in Verbindung mit Physikotherapie.

Der Unterdruck als Symptom seltener Krankheiten

Das Leiden wird vererbt. Ausgangspunkt ist die Niere, über die ein gesteigerter Kaliumverlust zu verstärkter Freisetzung des Botenstoffes „Prostaglandin" führt. Dadurch wird eine gesteigerte Produktion und Ausschüttung der Hormone Renin, Angiotensin und Aldosteron bewirkt. Folgen des chronischen Kaliumverlustes sind Schwäche, periodische Lähmungen und eine ungewöhnliche Harnflut. Körpereigene blutdrucksteigernde und blutdrucksenkende Substanzen können sich gegenseitig aufheben, sodass normale Blutdruckwerte vorliegen. Ein ungenügendes Ansprechen der Gefäße auf Angiotensin kann jedoch zu Unterdruck führen.

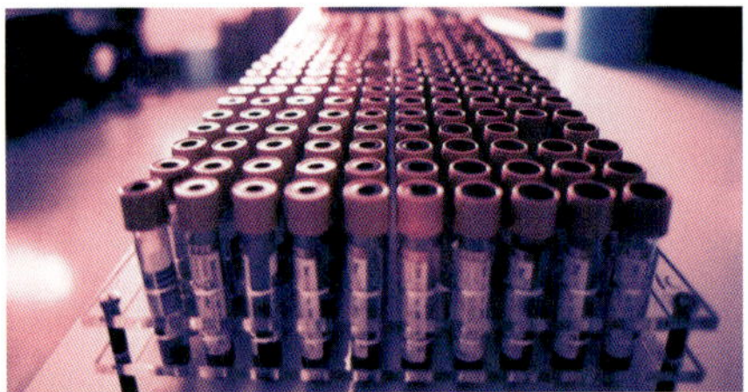

Die Blutuntersuchung dient der Sicherung der Diagnose.

Leitsymptome sind normaler Blutdruck oder **Unterdruck,** Kaliummangel und immer wieder auftretende Lähmungen.

Die Sicherung der Diagnose erfolgt aus der Kenntnis der Familiengeschichte, aus Unterdruck, Kaliummangel im Blut und Kaliumüberschuss im Harn sowie dem erhöhten Reninspiegel im Blut. Bekannt ist das Krankheitsbild als **„Bartter-Syndrom".**

Eine andere Erbkrankheit beschränkt sich auf Juden europäischer Abstammung. Kennzeichen sind eine ausgeprägte Instabilität des inneren Nervensystems mit abnormalem Schwitzen, Unterdruck, Phasen von Bluthochdruck und Verlust der Gefäßkontrolle. Weitere Symptome sind ein gestörtes Geschmacksempfinden der Zunge, vermindertes Schmerz- und Temperaturempfinden, schlechte Reflexreaktion, immer wiederkehrende Fieberattacken mit Erbrechen und geschwürige Hornhautschäden durch Versiegen des Tränenflusses.

Leitsymptome sind **Unterdruck,** vermindertes Schmerz- und Temperaturempfinden, Magen-Darm-Symptome.

Die Sicherung der Diagnose erfolgt durch den Verlauf und Funktionsprüfungen des Hormons Noradrenalin. Bekannt geworden ist das Krankheitsbild als **„Riley-Day-Syndrom".**

Niedriger Blutdruck und Essen

Allgemein als günstig erweist sich eiweißreiche Kost mit einem Eiweißanteil von 1,2 Gramm pro Kilogramm Körpergewicht und Tag. Die Kost soll mit Kochsalz angereichert werden, wobei man auf den persönlichen Geschmack und eventuelle Gegengründe für das „Zusalzen" achten muss.

Gegengründe für eine zusätzliche Salzzufuhr sind Herzschwäche und Krankheiten, die mit einer Wassereinlagerung einhergehen.

Ebenso wichtig ist aber, vorhandene Ernährungsmängel zu beseitigen: Zu nennen sind Untergewicht, Eiweißmangel, Wassermangel und Vitaminmangel.

Vorteilhaft ist, oft – 5- bis 6-mal – am Tag zu essen. Vermeiden muss man große Einzelmahlzeiten, besonders ein opulentes Mittagessen. Nach jeder voluminösen Einzelmahlzeit empfiehlt sich ein guter Kaffee. Wer große Ballaststoffmengen liebt, etwa Müsli, sollte diese erst am Abend verzehren.

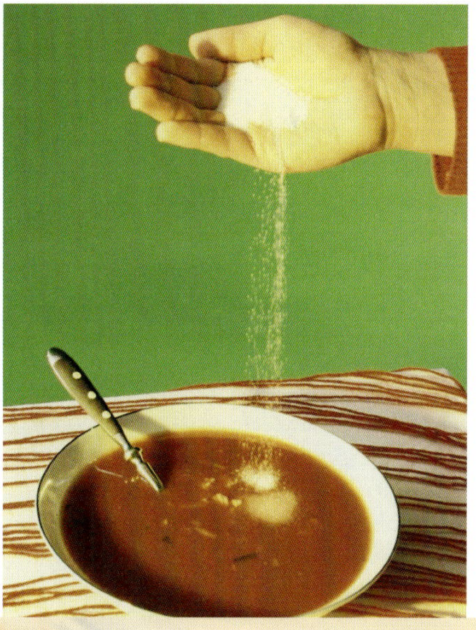

Bei Herzschwäche und Krankheiten, die mit einer Wassereinlagerung einhergehen, nicht übermäßig nachsalzen!

Eine spezielle Bedeutung haben das erste und zweite Frühstück: Vollkornbrot mit „kräftigem“ Belag von Wurst, Käse, Fischkonserve und ähnlichem mit Salzzusatz, wo möglich, Bohnenkaffee oder schwarzer Tee.

Zum zweiten Frühstück ebenfalls ein gut belegtes Butterbrot anstelle einiger Kekse, Plätzchen oder Pralinen.

Nicht ganz selten beruht eine vormittägliche „Kreislaufschwäche“ auf einer bisher nicht erkannten Unterzuckerung. Die Aufdeckung und Eliminierung bisheriger Ernährungsfehler ist bei diesen Patienten meist wirkungsvoller als jede medikamentöse Behandlung.

Lebensmittel, die den Blutdruck erhöhen

Kochsalzreiche Speisen
Bohnenkaffee, Schwarztee
Kakao
Eiweiß

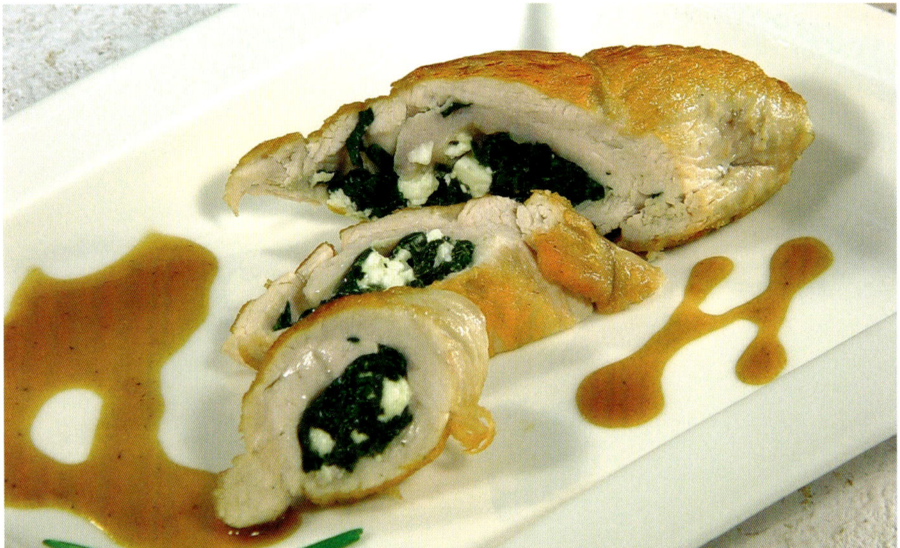

Eiweißreiche Kost erhöht den Blutdruck.

Blutdrucklexikon

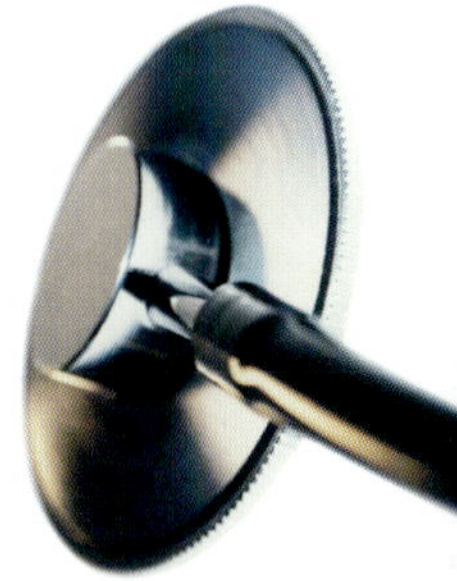

A

Adrenalin – Hormon der Nebenniere, erhöht den Blutdruck

Adynamie – Schwäche (der Muskulatur)

Antihypertonika – Mittel gegen hohen Blutdruck

Antihypotonika – Mittel gegen niedrigen Blutdruck

B

Barorezeptoren – Blutdruckfühler

Benzodiazepine – Beruhigungsmittel, senken den Blutdruck

Bradykardie – langsame Herzschlagfolge unter 50 pro Minute

C

Compliance – Behandlungstreue

D

DHE – Mittel gegen niedrigen Blutdruck

diastolisch – 2. Blutdruckwert

Dumping – Beschwerdebild nach Magenoperation

E

Ergotismus – Vergiftung durch Mutterkorn

Extrasystolie – Herzstolpern

H

Herzinsuffizienz – Herzschwäche

Holter – Langzeituntersuchung von Blutdruck oder EKG

Hypertonie – Bluthochdruck

Hyperventilation – beschleunigte Atmung

Hypothyreose – Unterfunktion der Schilddrüse

Hypotonie – niedriger Blutdruck

I

Insulin – Hormon der Bauchspeicheldrüse, senkt den Blutdruck

K

Kipptisch – Untersuchungsverfahren

M

Morbus Addison – Nebennierenkrankheit mit niedrigem Blutdruck

Myokarditis – Herzmuskelentzündung

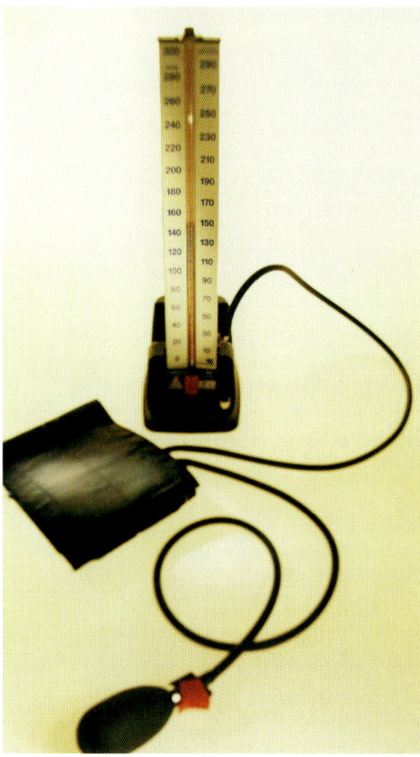

O

Ödem – krankhafte Wassereinlagerung

Orthostase – Blutdruckabfall beim Übergang vom Liegen zum Stehen

P

Perikarditis – Herzbeutelentzündung

Plazenta – Mutterkuchen

RR – Abkürzung für Riva-Rocci (italienischer Kinderarzt, Erfinder des Blutdruckmessens), Blutdruck, Blutdruck messen

S

Schellong – Testverfahren

Sympathikus – wichtiger innerer Nerv, macht hohen Blutdruck

Synkope – kurz dauernder Bewusstseinsverlust

systolisch – 1. Blutdruckwert

T

Tachykardie – beschleunigter Herzschlag über 100 pro Minute

Thulesius – Testverfahren

Thalamus – wichtiger Gehirnanteil, zuständig für die Blutdruckregulation

V

Vagus – wichtiger innerer Nerv, macht niedrigen Blutdruck

Anhang

OMR Dr. Hans Krammer

Kneipp-Wasseranwendungen bei niedrigem Blutdruck

Der kalte Knieguss

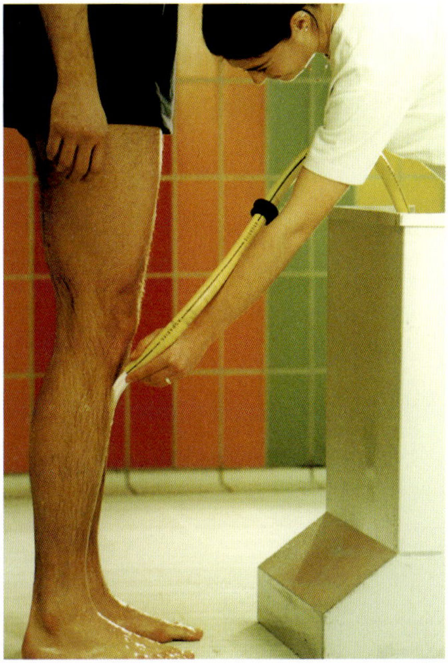

Man stellt sich in der Badewanne oder Duschtasse am besten auf einen Rost, damit das Wasser gut ablaufen kann und man während des Gusses nicht im Wasser steht. Die Handbrause oder (so vorhanden) der Schlauch wird in die rechte Hand genommen.

Man beginnt an der rechten kleinen Zehe, geht langsam an der Außenseite des Beines bis rückwärts über die Kniekehle hin und her, führt ihn dann handbreit über dem Knie wieder dreimal hin und her und geht an der Innenseite des Beines hinab. Das Gleiche führt man am linken Bein durch und wiederholt die ganze Anwendung.

Zuletzt werden noch beide Fußsohlen begossen. Voraussetzung ist, wie bei jeder Kaltanwendung, dass man warme Füße hat.

Die Beine werden nach dem Guss abgestreift und nur zwischen den Zehen gut abgetrocknet (Fußpilz!). Bewegung zur Wiedererwärmung durchführen und eventuell Socken anziehen.

Anzuwenden (Indikationen)

- zur kräftigen lokalen Zirkulationsanregung,
- Abhärtung im Rachenraum,
- bei Blutdruckregulationsstörungen,
- bei niedrigem Blutdruck,
- bei gefäßbedingten Kopfschmerzen,
- bei Hitzegefühl,
- bei Venenbeschwerden,
- bei Muskelkater,
- bei stumpfen Verletzungen.

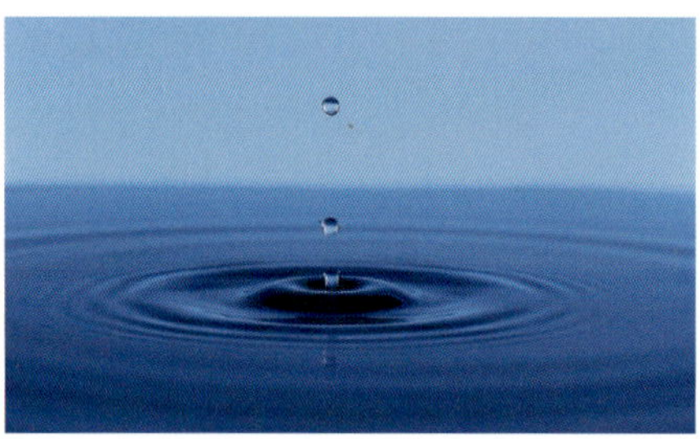

Sebastian Kneipp über den Knieguss:

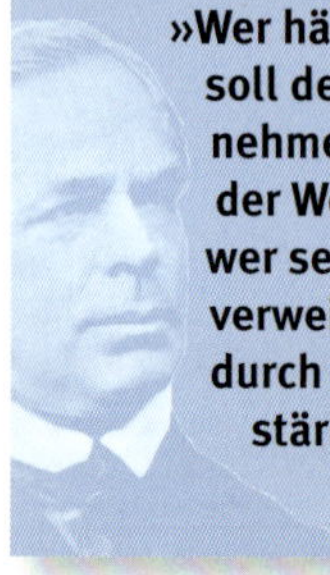

»Wer häufig kalte Füße hat, soll den Knieguß öfters nehmen, meinetwegen in der Woche zwei bis dreimal; wer seine Natur recht verweichlicht hat, kann durch den Knieguß ebenfalls stärkend auf den ganzen Körper wirken.«

Nicht geeignet bei (Gegenindikationen)

- ✖ arteriellen Durchblutungsstörungen der Beine,
- ✖ Menstruation,
- ✖ Ischiasnervenschmerzen,
- ✖ Harnwegsinfekt (Nieren- und Blasenleiden),
- ✖ frischen, offenen Verletzungen.

Wirkung:

- ! blutdruckregulierend
- ! entstauend
- ! reaktiv erweiternd auf Arterien, daher durchblutungsfördernd
- ! tonisierend (kräftigend) auf Venen
- ! vegetativ beruhigend, schlaffördernd
- ! Förderung der Durchblutung der Rachenschleimhaut

Der kalte Schenkelguss

Man beginnt wie beim Knieguss, geht aber höher hinauf, also von der rechten kleinen Zehe an der Außenseite hoch bis rückwärts über die Hüfte und den Darmbeinbogen. Über diese Fläche gießt man 3- bis 4-mal und wechselt dann nach vorne, gießt in der Leistenbeuge ebenfalls 3- bis 4-mal und geht langsam nach unten ab.

Am linken Bein wird das Gleiche durchgeführt und dann der ganze Guss wiederholt. Zum Schluss werden noch die Fußsohlen begossen. Nur zwischen den Zehen abtrocknen, die Wassertropfen von den Beinen abstreifen, eventuell warme Socken anziehen und Bewegung machen.

Anzuwenden (Indikationen)

- wie kalter Knieguss unter Berücksichtigung der gesteigerten Intensität,
- für Reizsteigerung bei Langzeitbehandlungen bestens geeignet.

Nicht geeignet bei (Gegenindikationen)

- arteriellen Durchblutungsstörungen der Beine,
- Neigung zu Entzündungen bzw. Funktionsstörungen der Organe des kleinen Beckens bei Frauen und Männern,
- Menstruation,
- Ischiasnervenschmerzen,
- Harnwegsinfekten,
- frischen, offenen Verletzungen.

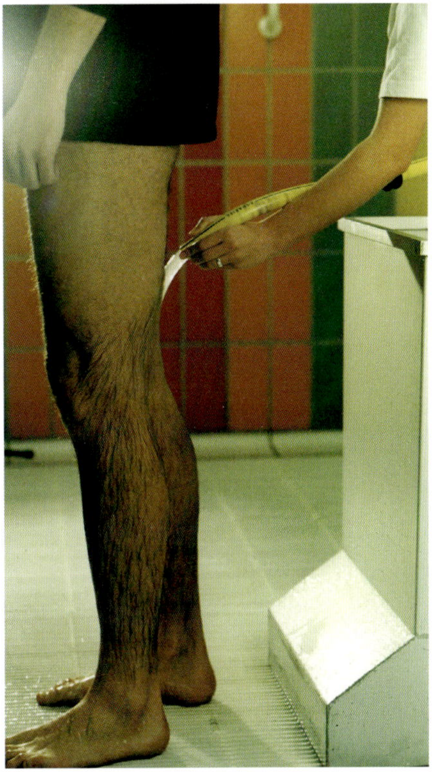

Wirkung:

- blutdruckregulierend
- entstauend
- reaktiv erweiternd auf Arterien, daher durchblutungsfördernd
- tonisierend (kräftigend) auf Venen
- vegetativ beruhigend, schlaffördernd
- Durchblutungsförderung der Rachenschleimhaut

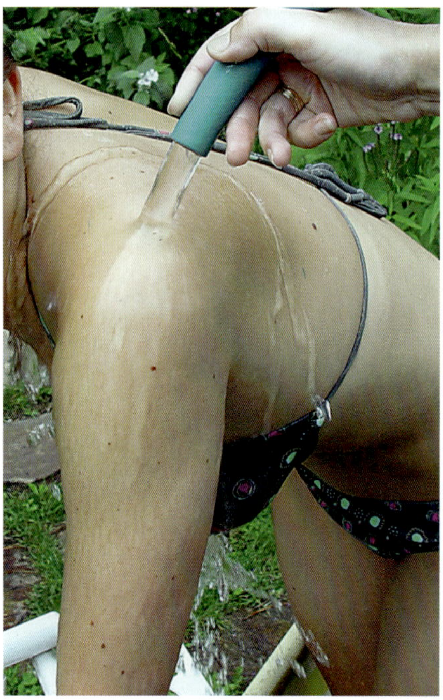

Der kalte Armguss

Vorbeugen. Man nimmt den Schlauch bzw. die Handbrause mit gebundenem Strahl in die linke Hand und führt das Wasser vom kleinen Finger langsam aufwärts bis zur Schulter, dreimal über die Armkugel hin und her und geht an der Innenseite des Armes wieder hinab.

Ebenso begießt man den linken Arm, dann wird die ganze Anwendung wiederholt. Die Wassertropfen werden von den Armen abgestreift, die Kleidung über die nassen Arme angezogen und leichte Bewegung gemacht, bis man wieder trocken ist.

Anzuwenden bei (Indikationen)

- Abgeschlagenheit,
- Abgespanntheit,
- Konzentrationsschwierigkeiten,
- niedrigem Blutdruck.
- Als Einstieg bei Serienbehandlungen (wie der Knieguss) geeignet.

Nicht geeignet bei (Gegenindikationen)

- chronisch rheumatischen Beschwerden,
- lokalen Nervenirritationen,
- Durchblutungsstörungen der Arme,

- ✖ organischen Herzerkrankungen, z. B. coronarer Herzkrankheit,
- ✖ Atemwegserkrankungen mit eitrigem Auswurf und/oder hohem Fieber.

Wirkung:

- ! kreislaufanregend
- ! erfrischende, belebende Wirkung bei körperlicher, aber auch geistiger Überforderung
- ! rascher Abtransport von Schlackenstoffen aus dem Bewegungsapparat

Das kalte Armbad

Ein Waschbecken mit kaltem Wasser füllen. Erst den rechten, dann den linken Arm so weit wie möglich eintauchen und unter leichter Bewegung 20 bis maximal 40 Sekunden im Wasser lassen.

Dabei laut zählen „21, 22, 23“ usw., damit auf das Ausatmen nicht vergessen wird.

Danach Arme aus dem Wasser, nur abstreifen, nicht abtrocknen und Arme kräftig bewegen, bis ein Wärmegefühl eintritt.

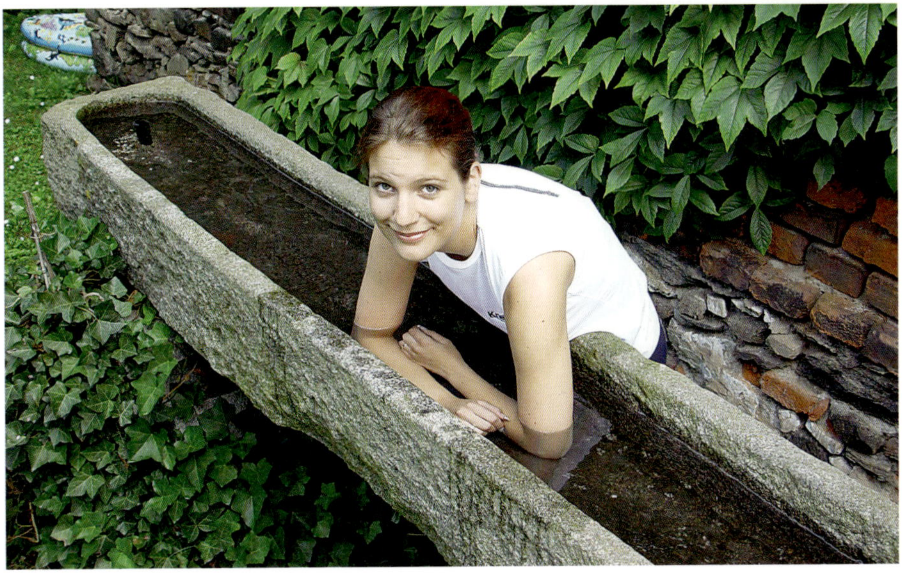

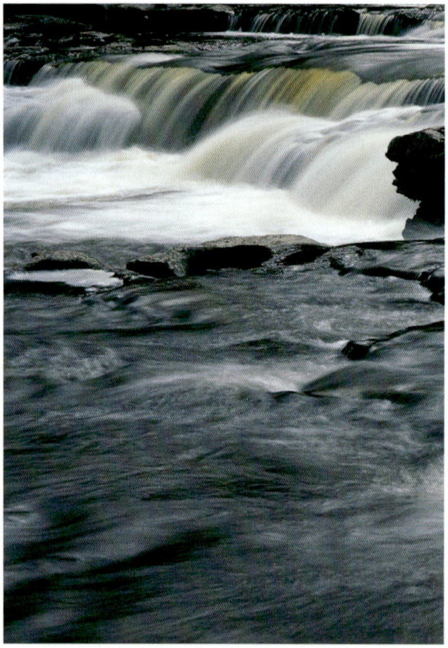

Zeitpunkt der Anwendung: zwischendurch, wenn sich vormittags oder nachmittags ein Leistungsabfall ankündigt.

Anzuwenden bei (Indikationen)

- Abgeschlagenheit, Müdigkeit, Abgespanntheit,
- niedrigem Blutdruck,
- körperlichem und geistigem Leistungsabfall,
- nervösem Herzjagen und bei verschiedenen Herzirritationen ohne organische Herzkrankheit,
- lokalen akuten Entzündungen oder stumpfen Verletzung zur Entzündungshemmung und zur Schmerzdämpfung,
- u. a. bei intensiver Hitzebelastung im Sommer, bei Bergwanderungen etc.

Nicht geeignet bei (Gegenindikationen)

- organischen Herzkrankheiten,
- erhöhtem Blutdruck,
- chronischen entzündlichen oder degenerativen rheumatischen Veränderungen.

Wirkung:

- Herz: schlagfrequenzsenkend, beruhigend
- psychovegetativ: erfrischend, regt an, ohne aufzuregen

Waschungen

Stellen eine milde Form der hydrotherapeutischen Reize dar und eignen sich besonders als Heimanwendung. Man verwendet dazu einen gut saugenden Waschlappen oder ein grobporöses Leinen, das man vierfach faltet.

Die Anwendung erfolgt vornehmlich kalt. Sie wird in der Regel am Morgen aus der Bettruhe heraus gemacht.

Bei der Waschung wird in raschen Zügen ein Wasserfilm auf die Haut gebracht, nicht abgetrocknet und sofort wieder zugedeckt zum Nachdunsten.

Nachher noch 1/2 bis 1 Stunde nachruhen. Die Waschungen sollten im warmen Bett durchgeführt werden, um ein Auskühlen zu vermeiden.

Sebastian Kneipp über die Ganzwaschung:

»Auch die Ganzwaschung wäre in der Morgenfrühe gleich beim Aufstehen vortrefflich angebracht. Da ist die Naturwärme, weil durch die Bettwärme gesteigert, am stärksten; die Waschung wäre eine angenehme Abkühlung, Auffrischung, die sofort den Halbschlaf vertreiben und frisch machen würde.«

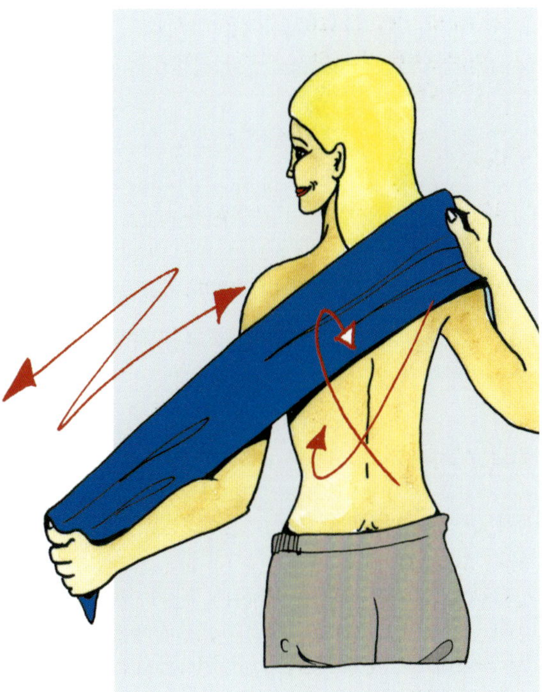

Anzuwenden (Indikationen)

- zur Kreislaufanregung bei morgendlichen Anlaufschwierigkeiten (Orthostasesyndrom),
- bei krankheits- oder unfallbedingten Kreislaufschwierigkeiten und
- u. a. bei bettlägerigen Patienten (nur kleine Teilwaschungen).

Kaum Gegenindikationen bei entsprechender Dosierung.

Wirkung:

- kreislaufanregend
- „erfrischend" bei darnieder liegenden Patienten
- in serielle Behandlungen gut einzugliedern

Wassertreten, Taulaufen, Schneelaufen

Das Wassertreten kann in speziellen Tretbecken, in jeder beliebigen Badewanne oder in freien Gewässern, mit einer Tiefe bis etwa handbreit unter dem Knie, gemacht werden. Die warmen Beine werden entblößt, der übrige Körper bleibt bekleidet. Dann folgen 30 bis 40 Schritte im Storchengang. Bei jedem Schritt wird das Bein zur Gänze aus dem Wasser gezogen und dann wieder hineingestellt.

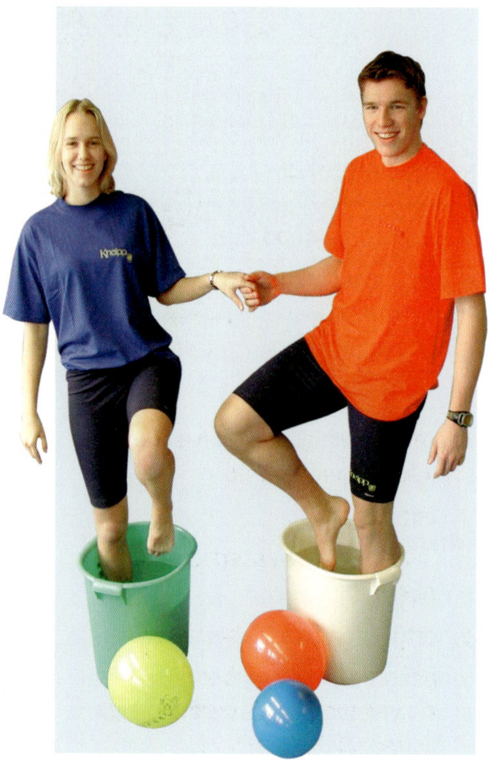

Danach wird das Wasser abgestreift und die Beine werden im Trockenen warm gelaufen. Eine kräftige Rötung der Waden signalisiert ein gut reagierendes Gefäßsystem.

Bei sachgerechter Anwendung wirkt dies am Abend schlaffördernd. Regelmäßig durchgeführt, wird die Abwehrbereitschaft des Körpers gegen Krankheitserreger gesteigert, Herz und Kreislauf werden stabilisiert.

Beim Taulaufen dient nicht zu niedriges, taufrisches Gras als Reizträger. Man läuft einfach mit warmen Beinen durch den taufrischen Garten.

Das Schneelaufen im Winter wird gleich gehandhabt.

Bei diesen drei Anwendungen ist die Kneipp'sche Grundregel, dass nur eine gut durchwärmte Körperregion behandelt werden darf und anschließend für ausreichende Wiedererwärmung gesorgt werden muss, besonders wichtig. Daher dürfen sie bei fortgeschrittenen Durchblutungsstörungen nicht angewendet werden.

Anzuwenden bei (Indikationen)

- ganz allgemein „müden“ Beinen,
- Wadenkrämpfen (bei längerer Ruhe, vor allem nachts),
- Muskelkater,
- gefäßbedingten Kopfschmerzen,
- Wetterfühligkeit,
- niedrigem Blutdruck,
- Einschlafstörungen,
- Verminderung der Leistungsfähigkeit,
- depressiver Verstimmung.

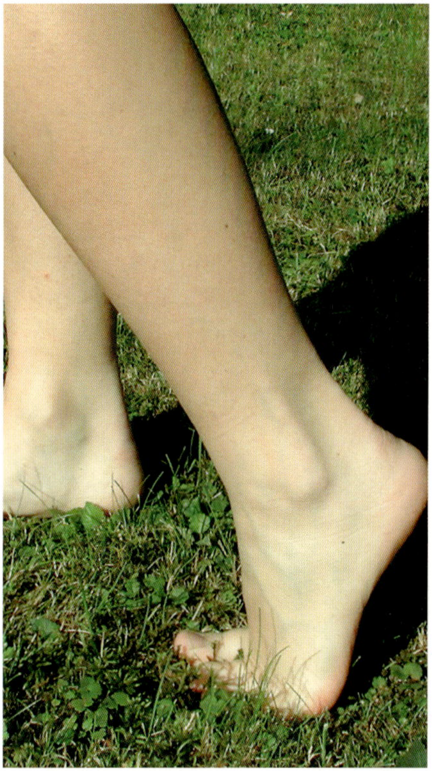

Nicht geeignet bei (Gegenindikationen)

- Durchblutungsstörungen der Beine,
- frischen Thrombosen,
- akuten fieberhaften Erkrankungen (hier werden kalte Wadenwickel angewandt),
- Menstruation,
- Neigung zu Harnwegsinfekten, Blasen- und Nierenkrankheiten,
- Unterleibsinfektionen der Frau.

Wirkung:

- durchblutungsfördernd
- kreislaufanregend
- venenkräftigend, den venösen Rückstrom fördernd
- entstauend
- beruhigend (Wassertreten am Abend)
- erfrischend (tagsüber)
- bei regelmäßiger abendlicher Anwendung beste Vorbeugung gegen Infektanfälligkeit